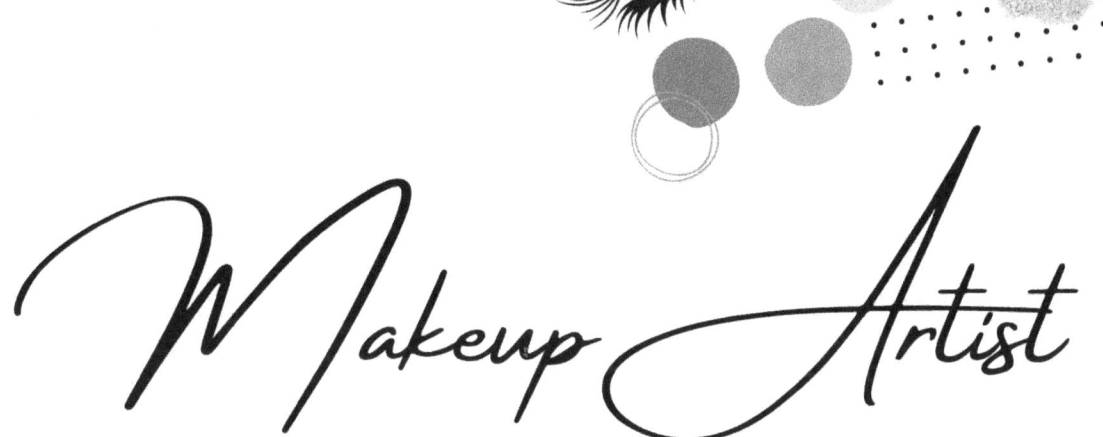

Makeup Artist
FACE CHART
Cahier d'exercices
Du débutant à l'avancé

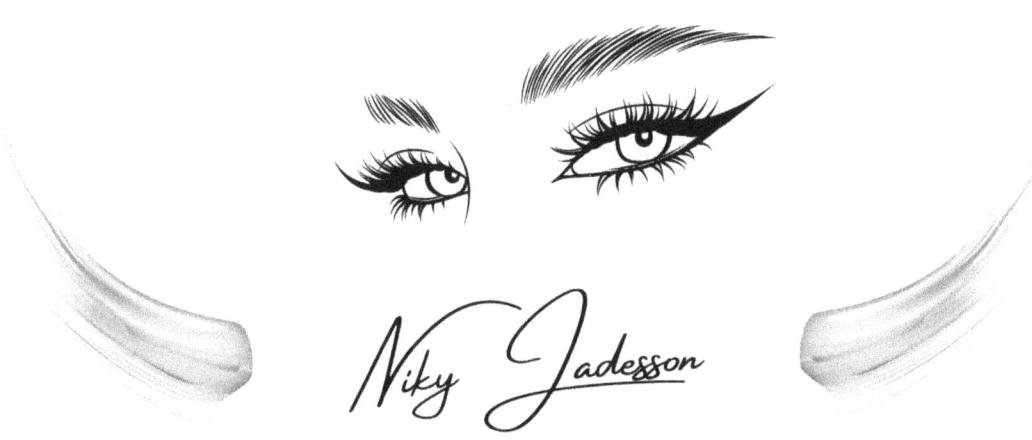

Niky Jadesson

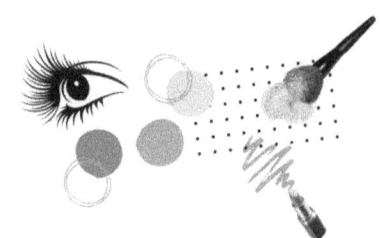

© Copyright 2025 - Niky Jadesson
Tous droits réservés.

Aucune partie de ce livre ne peut être reproduite, stockée dans un système d'archivage ou transmise sous quelque forme ou par quelque moyen que ce soit - électronique, mécanique, photocopie, enregistrement ou autre - sans l'autorisation écrite préalable de l'auteur ou de l'éditeur.

Avis légal:

Cette publication est protégée par le droit d'auteur. Elle est destinée uniquement à un usage personnel, éducatif et non commercial. Copier, modifier, vendre ou distribuer tout ou partie de ce livre sans consentement écrit est strictement interdit.

Avertissement:

Ce cahier d'exercices a été créé à des fins éducatives et de pratique créative. Bien que tous les efforts aient été faits pour fournir des informations exactes et utiles, l'auteur et l'éditeur ne garantissent aucun résultat. Le contenu présenté est de nature générale et ne doit pas être considéré comme un conseil professionnel. Le lecteur est encouragé à exercer son propre jugement. L'auteur et l'éditeur déclinent toute responsabilité découlant de l'utilisation de ce livre.

Merci de respecter les droits du créateur !

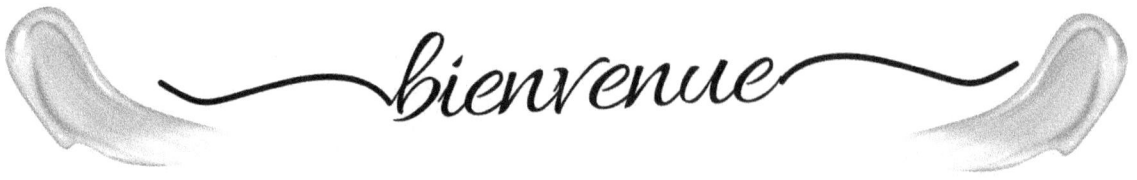

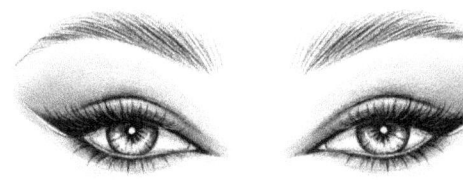

Page de dédicace

À tous les passionnés de maquillage qui découvrent la beauté, trait après trait,

Ce livre a été créé pour vous, pour expérimenter, apprendre et vous exprimer librement.

Que chaque page inspire votre créativité, renforce votre confiance et vous rappelle que chaque visage est une toile.

Et aux mentors, amis et proches qui soutiennent ce chemin, merci d'être la véritable source d'inspiration derrière cet art.

Avec amour et passion,

Niky Jadesson

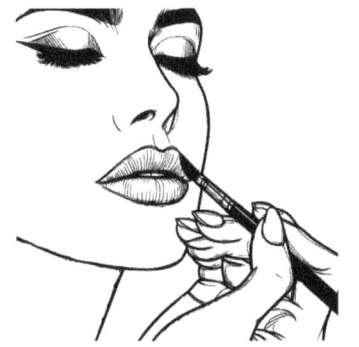

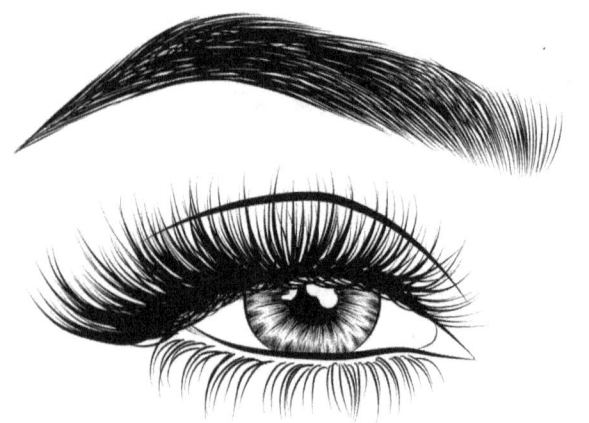
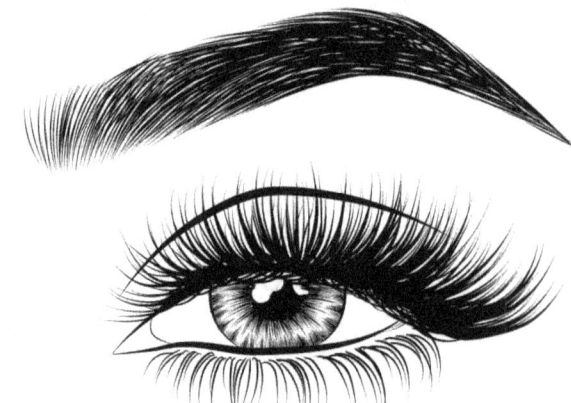

Makeup Artist

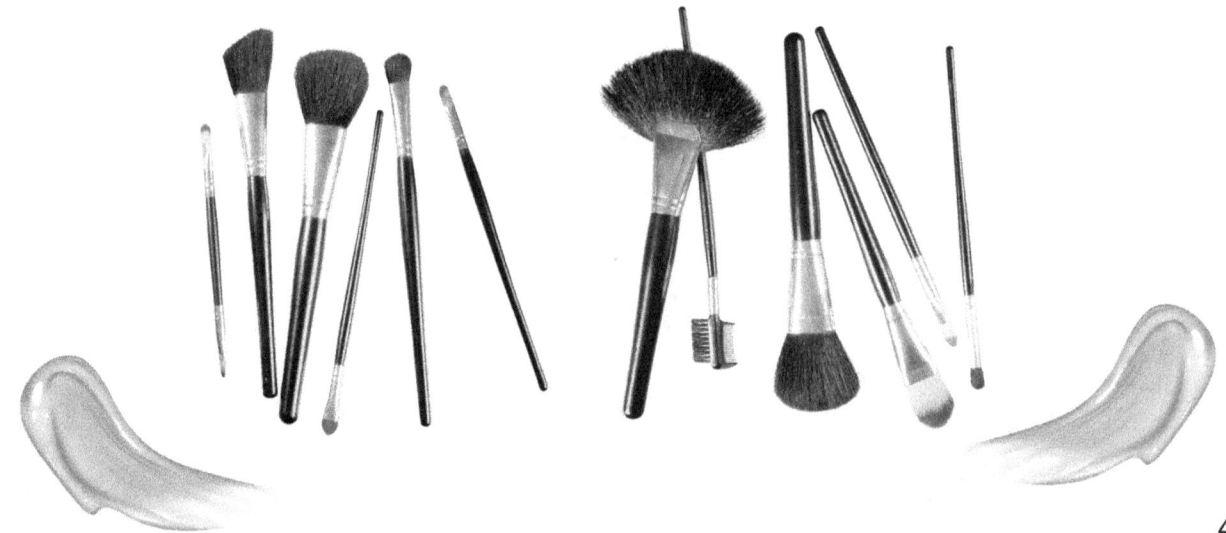

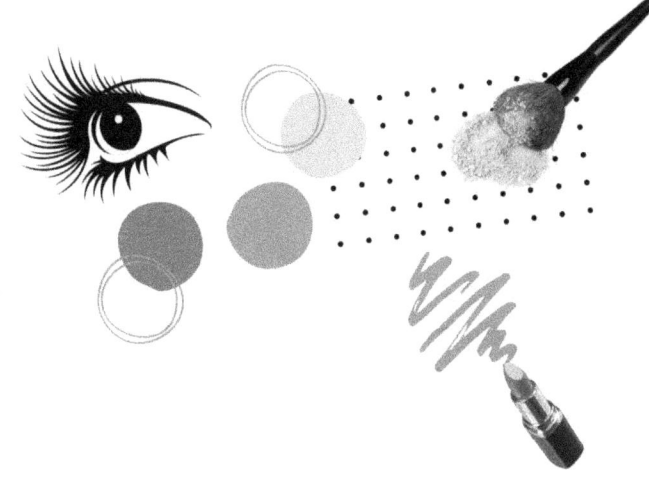

Ce livre appartient à :

_____

_____

_____

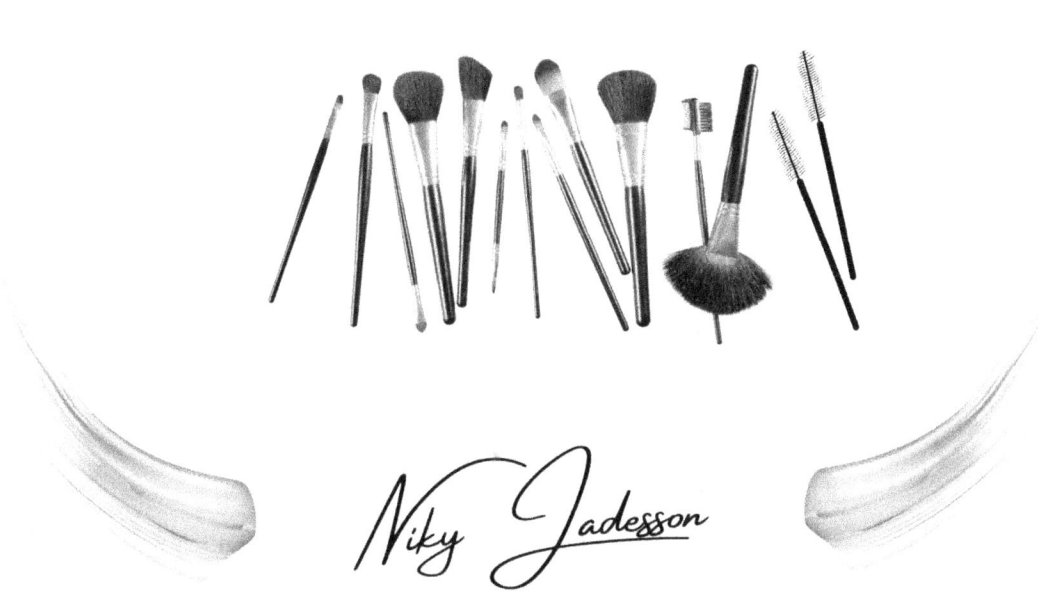

Niky Jadesson

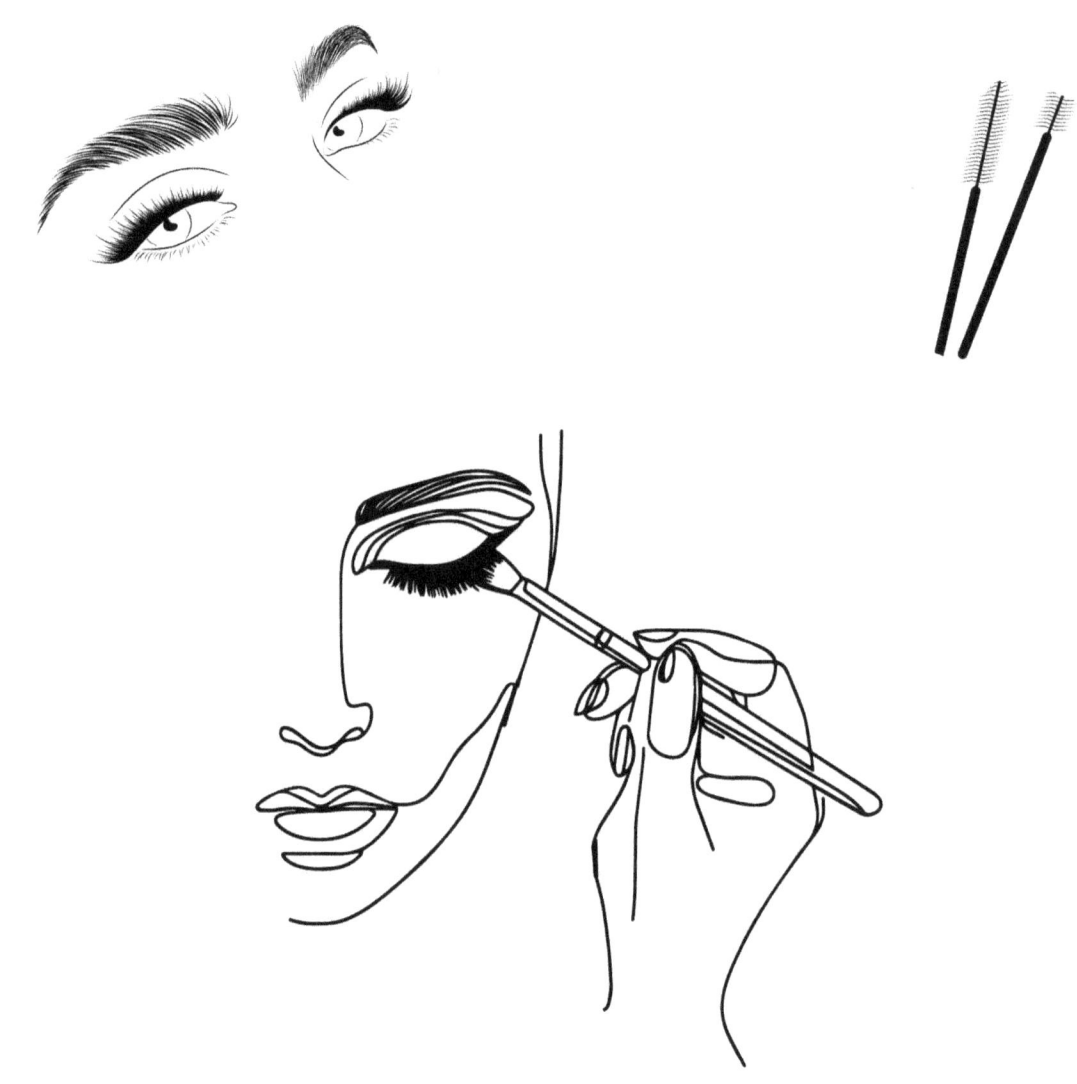

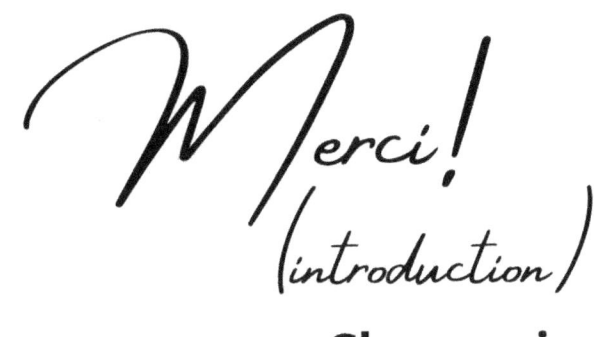
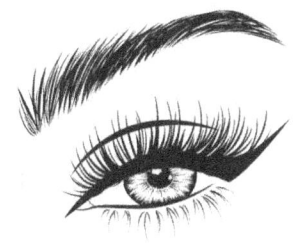

Cher ami,

Merci infiniment d'avoir choisi ce cahier d'exercices !

J'espère qu'il vous inspirera à expérimenter, à apprendre et à profiter de l'art du maquillage. Chaque page est une invitation à explorer votre créativité et à gagner en confiance.

Si vous souhaitez être informé des prochains livres ou partager vos impressions, je serais ravie d'avoir de vos nouvelles. Il vous suffit de rechercher
« **Niky Jadesson Books** » en ligne.

Votre soutien compte énormément. Si ce livre vous apporte de la valeur, laisser un court avis aide d'autres lecteurs à le découvrir et soutient l'édition indépendante.

Avec gratitude,

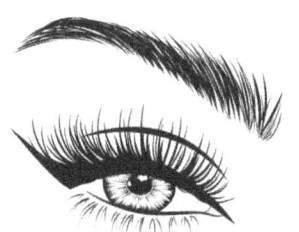
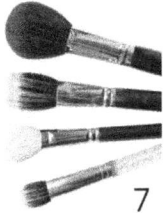

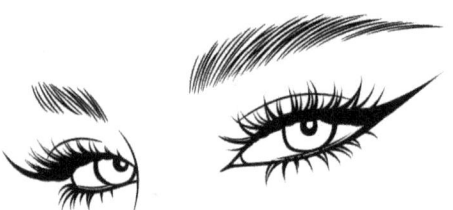
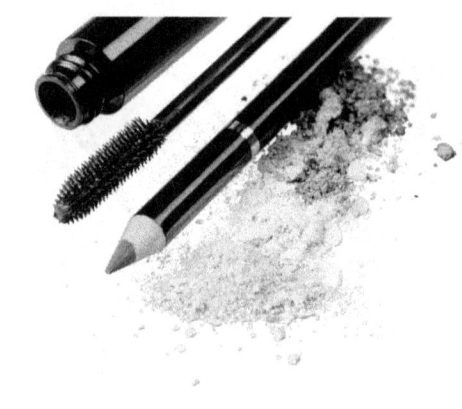
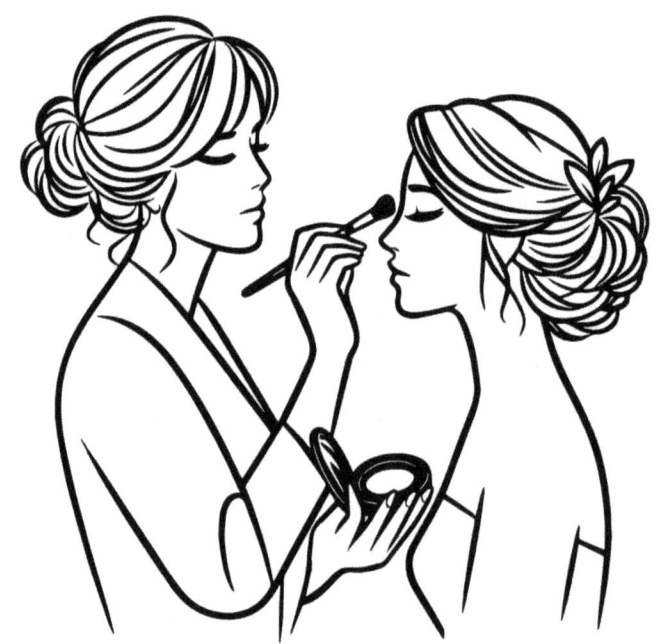

Makeup Artist

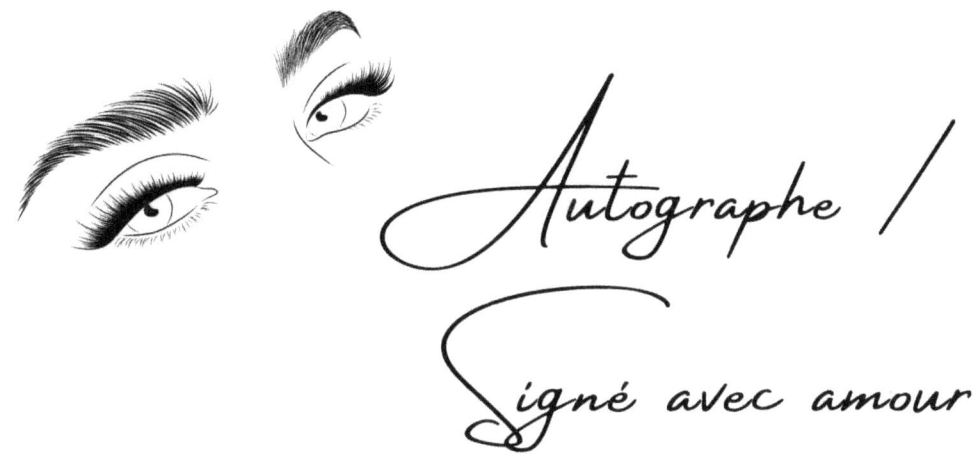

Autographe /
Signé avec amour

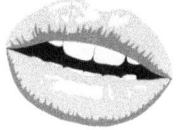

Cher/Chère _____,

Ce cahier d'exercices est pour vous - pour pratiquer, créer et célébrer votre beauté unique.

Qu'il vous rappelle que chaque look que vous concevez est une étape vers la maîtrise de votre art.

De tout cœur,

_____
(Signature)

Date : _____

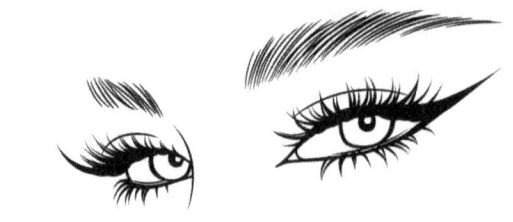

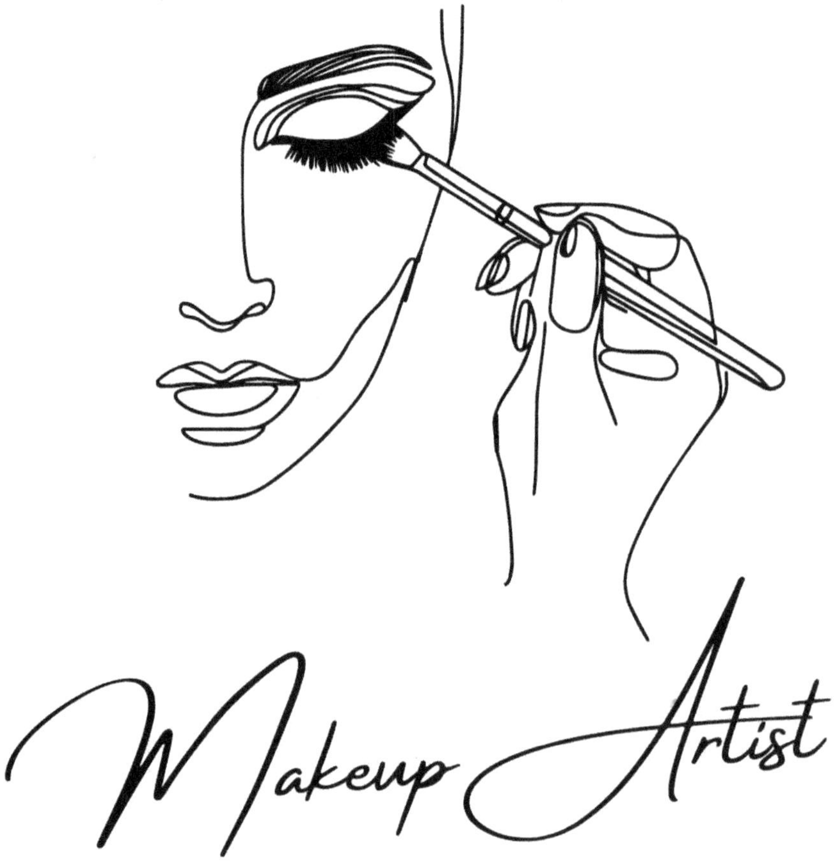

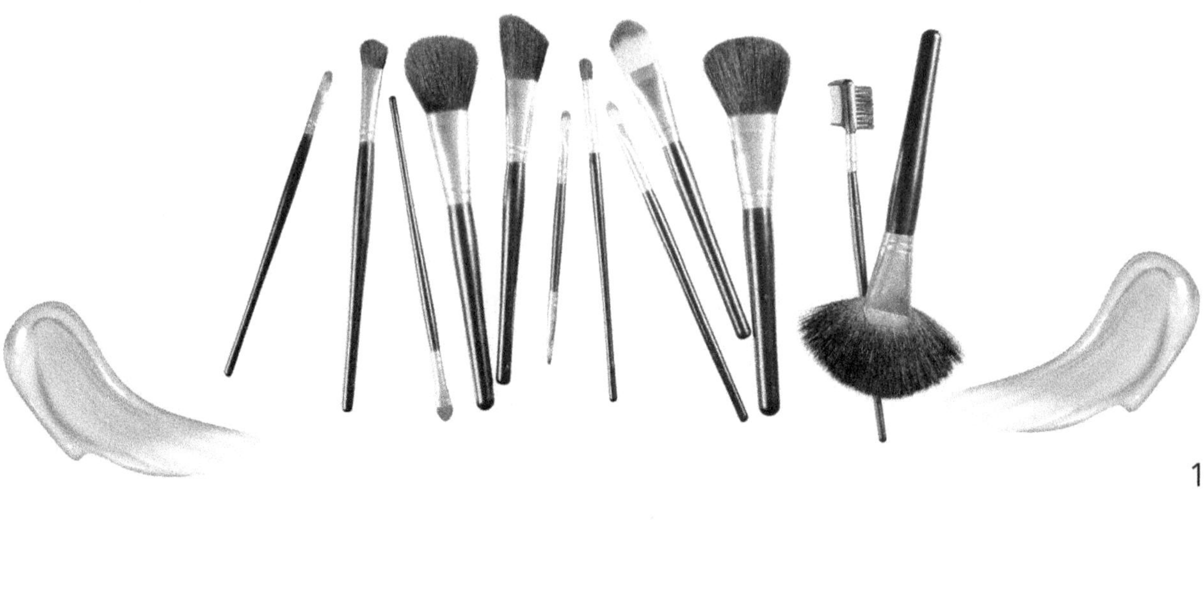

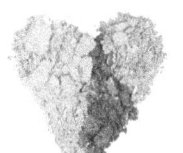

Table des matières

Partie I - Pages d'introduction

1. Page de titre 1
2. Page de copyright 2
3. Page de dédicace 3
4. Ce livre appartient à 5
5. Merci ! (Message d'intro) 7
6. Autographe / Signé avec amour 9
7. Table des matières 11-12
8. Bienvenue ! 13
9. Préface de l'auteur 15
10. Comment utiliser ce cahier 17

Partie II - Éducation & Fondamentaux

11. Brève histoire du maquillage - De l'Antiquité à aujourd'hui 18
12. Tendances maquillage modernes - Naturel, Contouring, Glam & Styles artistiques 19
13. Préparation de la peau & produits de base - Soin, primer, fond de teint, correcteur, poudre 20
14. Bases du maquillage des yeux - Fards, estompage, eyeliner, faux cils 21
15. Sourcils - Formes, techniques, styles 22
16. Lèvres - Crayon, rouge à lèvres, gloss, techniques de volume 23
17. Outils & pinceaux - Brosses, éponges, entretien & nettoyage 24
18. Look de jour frais - (Étape par étape) 25
19. Look de soirée élégant - (Étape par étape) 26
20. Erreurs courantes en maquillage - (et comment les éviter) 27
21. Astuces & conseils de makeup artists 28

Table des matières

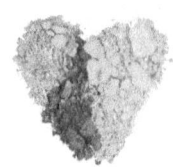

Partie II - Éducation & Fondamentaux

22. Guide étape par étape de ce cahier 29
23. Fondamentaux du maquillage : pas à pas 30
24. Maquillage naturel simple & rapide 31

Partie III - Cahier d'exercices & Pratique

25. Guide de pratique & notes de maquillage 32, 39, 45, 50, 58, 66, 74, 82, 87, 92, 97, 102
26. Inspiration - Look naturel 33
27. Modèles Face Chart - Yeux ouverts et yeux fermés 34-36, 40-42, 46-48, 51-56, 59-64, 67-72, 75-80, 83-85, 88-90, 93-95, 98-100, 103-108
28. Vos notes & photos d'inspiration 37, 43, 49, 57, 65, 73, 81, 86, 91, 96, 101
29. Inspiration - Smokey Eyes 38
30. Glam de tapis rouge - Guide d'inspiration 44

★ « Les modèles Face Chart et les pages d'entraînement se répètent dans plusieurs ensembles de pages pour un apprentissage structuré et varié. »

Partie IV - Conclusion & Suppléments

31. Checklist du makeup artist 109
32. Mes produits préférés - Espace pour notes 110
33. Mon journal personnel de maquillage 111
34. Félicitations ! Vous l'avez fait ! 113
35. Merci ! (message final) 115
36. Merci d'avoir choisi ce livre ! 116
37. À propos de l'auteur 117
38. Glossaire des termes de maquillage 118-119

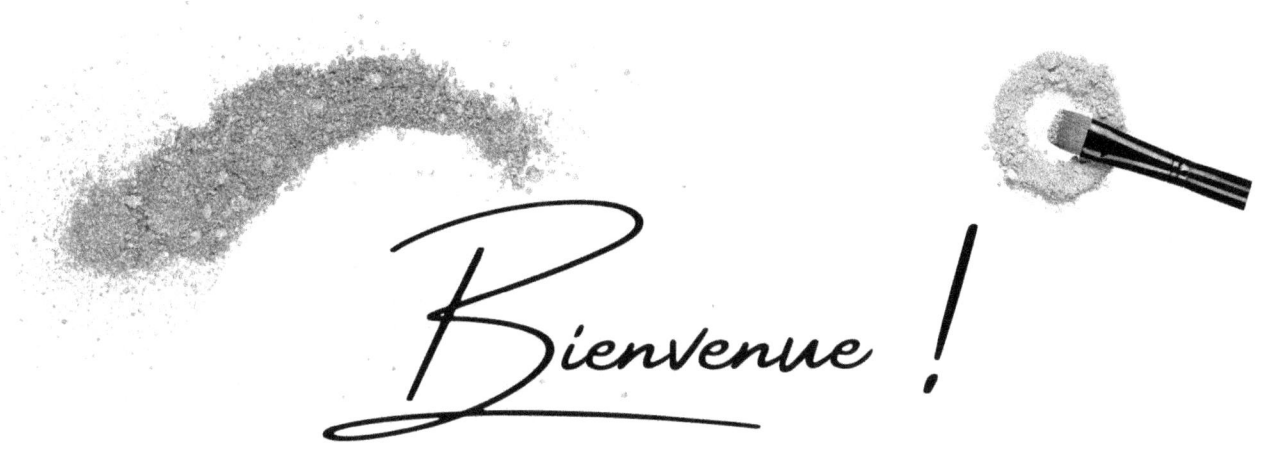

Merci d'avoir choisi ce livre !

Le maquillage, c'est plus que des produits et des couleurs; c'est une forme d'art. Comme tout grand artiste, vous avez besoin à la fois de pratique et des bons outils pour donner vie à votre vision.

Ce cahier d'exercices a été conçu pour vous aider à explorer, expérimenter et améliorer vos techniques tout en créant des looks éblouissants.
 Prenez votre temps, essayez différents styles et, surtout, profitez du processus.

 Que vous soyez débutant ou déjà expérimenté, voici votre espace créatif pour évoluer et briller.

Nous sommes honorés de faire partie de votre parcours.

Bonne création !

Niky Jadesson

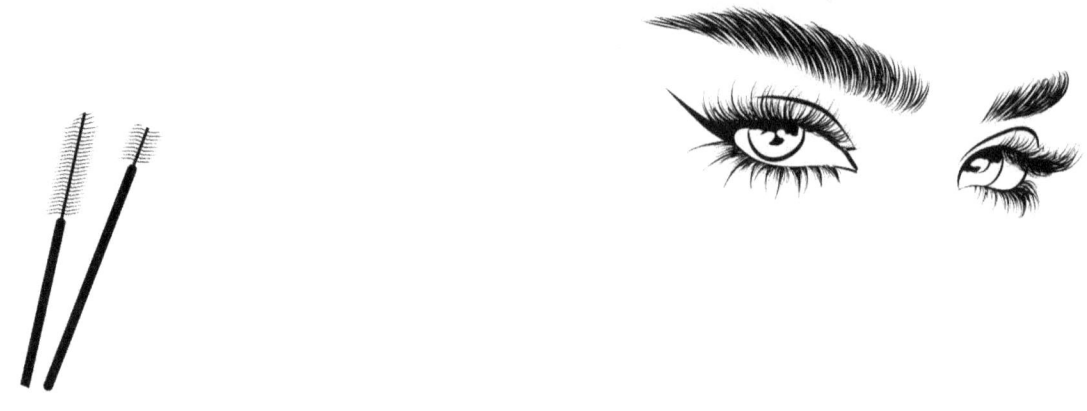
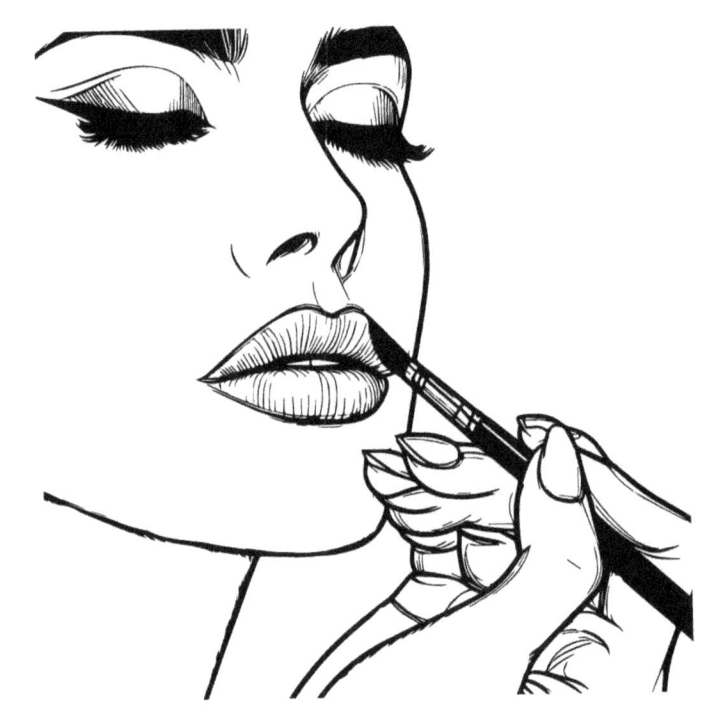

Makeup Artist

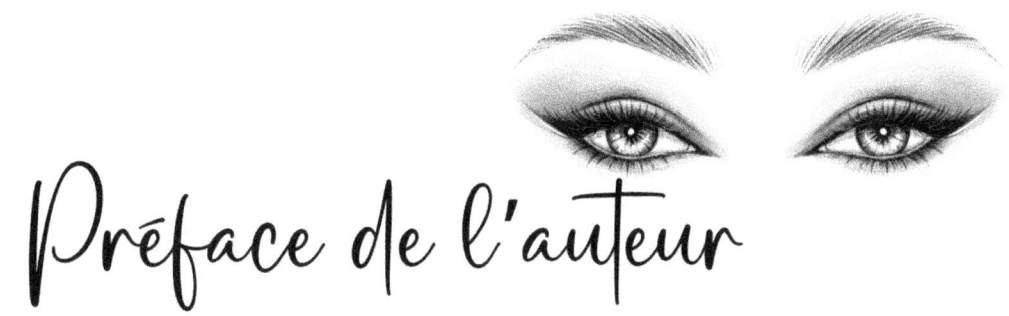

Préface de l'auteur

Cher lecteur,

Bienvenue dans ce voyage créatif au cœur du maquillage. Ce livre a été écrit dans un seul but : vous offrir un espace où l'apprentissage rencontre la pratique, et où chaque page peut faire naître une nouvelle inspiration.

À l'intérieur, vous trouverez à la fois des repères et de la liberté. Des repères, à travers les explications sur les fondamentaux du maquillage et les conseils professionnels. De la liberté, grâce aux Face Charts et aux pages de pratique, où votre imagination n'a pas de limites.

Le maquillage est personnel. C'est une question d'expression, de confiance et de plaisir. J'espère que ces pages vous inspireront à continuer d'expérimenter, à savourer le processus et à voir la beauté comme l'art qu'elle est vraiment.

Avec passion et gratitude,
Niky Jadesson

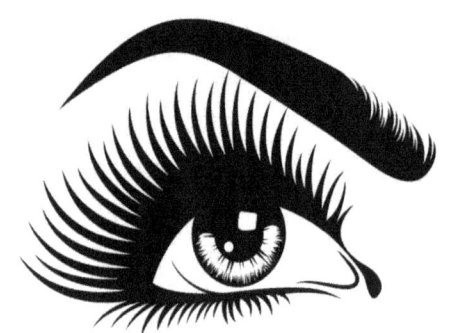

Makeup Artist

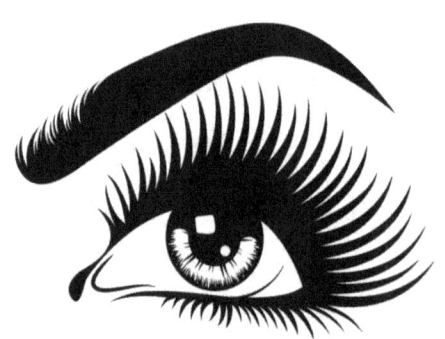

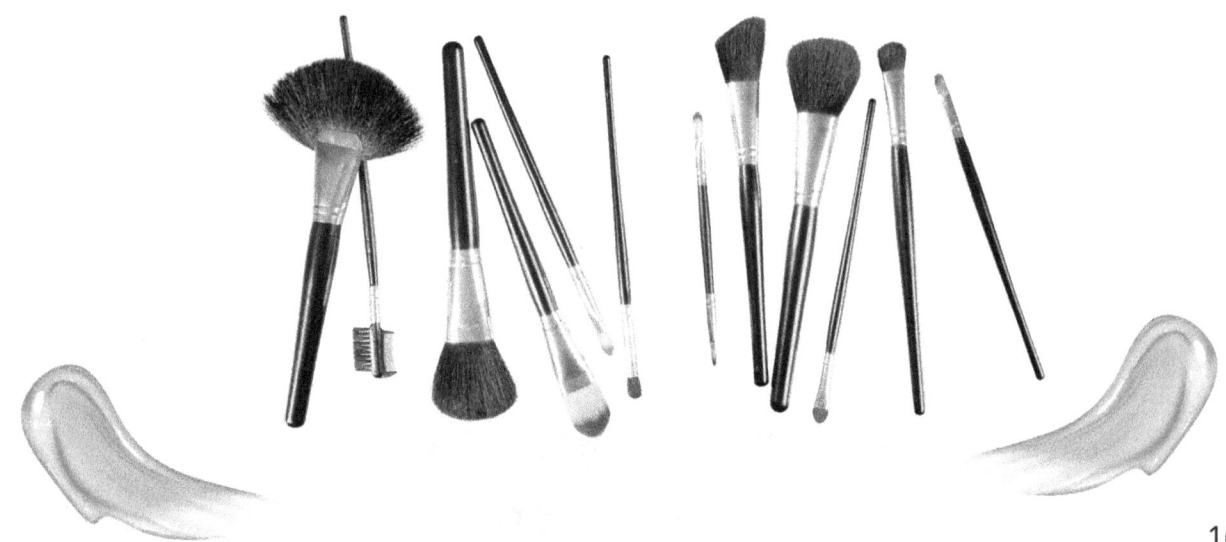

Comment utiliser ce cahier

Ce cahier d'exercices est conçu pour être à la fois pratique et créatif. Il vous offre de l'espace pour explorer des looks, pratiquer des techniques et réfléchir à ce qui fonctionne le mieux pour vous.

Voici quelques conseils pour en tirer le meilleur parti :

1. **Expérimentez librement** - Essayez des couleurs vives, des dégradés doux ou des styles complètement nouveaux. C'est votre espace pour jouer sans limites.
2. **Prenez des notes** - Utilisez les pages de pratique pour noter les produits utilisés, les couleurs mélangées et vos impressions sur le processus.
3. **Entraînez-vous sur les modèles** - Les Face Charts sont faits pour vous aider à visualiser vos looks avant de les réaliser. Traitez-les comme un carnet de croquis pour vos idées beauté.
4. **Comparez & améliorez** - Utilisez les pages photos pour coller vos selfies et voir comment vos essais sur papier se traduisent en maquillage réel.
5. **Répétez & affinez** - N'ayez pas peur de refaire le même look plusieurs fois. La progression vient avec la répétition et les petits ajustements.

Que vous soyez débutant, apprenant pas à pas, ou professionnel en quête de perfectionnement, ce cahier est votre studio créatif personnel.

Brève histoire du maquillage

Le maquillage fait partie de la culture humaine depuis des millénaires. À travers l'histoire, il a été plus qu'une question de beauté : il reflétait aussi le statut, la tradition et même la spiritualité.

Égypte ancienne (vers 4000 av. J.-C.)

Les Égyptiens furent parmi les premiers à utiliser le maquillage. L'eyeliner noir au khôl était porté aussi bien par les hommes que par les femmes, non seulement pour l'esthétique mais aussi pour protéger les yeux du soleil et de la poussière. La malachite verte et le lapis-lazuli bleu étaient broyés en poudres pour créer des fards colorés, tandis que l'ocre rouge donnait aux lèvres une teinte vibrante.

Grèce et Rome antiques

En Grèce, les femmes utilisaient souvent des poudres claires pour rendre leur peau plus pâle, signe d'élégance. Les Romains reprirent de nombreuses pratiques égyptiennes mais introduisirent aussi de nouvelles techniques, comme des taches de joues faites avec des baies et du vin.

Moyen Âge et Renaissance

Au Moyen Âge, la peau pâle redevint à la mode, symbole de richesse et de noblesse. Certaines femmes allaient jusqu'à utiliser des substances dangereuses, comme des poudres à base de plomb. À la Renaissance, le maquillage devint plus artistique, avec des lèvres audacieuses et des sourcils soigneusement dessinés.

XXe siècle

Avec l'essor d'Hollywood dans les années 1920 et 1930, le maquillage entra dans la vie quotidienne. Des stars comme Greta Garbo et Marilyn Monroe lancèrent des tendances mondiales avec leurs looks iconiques. Plus tard, les années 1960 apportèrent l'eyeliner dramatique et les fards colorés, tandis que les années 1990 furent marquées par les lèvres mates et le minimalisme.

Aujourd'hui

Le maquillage moderne est synonyme de diversité, de créativité et d'expression personnelle. Des looks naturels « no-makeup » aux designs artistiques audacieux, il est devenu un outil universel de confiance et d'individualité.

Des rituels anciens aux tendances Instagram, le maquillage a toujours raconté l'histoire de la beauté à travers les cultures et le temps. C'est maintenant à vous d'écrire le prochain chapitre - sur ces pages.

Tendances maquillage modernes

Le maquillage d'aujourd'hui est plus divers et créatif que jamais. Les réseaux sociaux, les influenceurs beauté et les artistes professionnels ont ouvert la porte à une infinité de styles. Voici quelques-unes des tendances les plus populaires qui façonnent notre façon d'utiliser le maquillage :

1. Look naturel / « No-Makeup »
Peau fraîche et lumineuse avec un minimum de produits. Fond de teint léger, blush doux et tons neutres qui mettent en valeur votre beauté naturelle plutôt que de la masquer.

2. Contouring & Highlighting
Popularisé par les maquilleurs de célébrités, le contouring utilise ombres et lumières pour sculpter le visage. L'highlighter ajoute de l'éclat sur les pommettes, le nez et l'arc de Cupidon, créant un effet rayonnant.

3. Styles Glam & tapis rouge
Fond de teint couvrant, fards à paupières audacieux, cils dramatiques et lèvres affirmées. Parfait pour les événements et séances photo où l'on recherche un look sophistiqué et marquant.

4. Maquillage artistique & créatif
Couleurs vives, eyeliner graphique, paillettes et même strass pour le visage. Cette tendance fait passer le maquillage au-delà de la beauté vers un art pur, souvent inspiré des défilés, festivals et réseaux sociaux.

5. Looks pratiques du quotidien
Smokey eyes doux, lèvres nude et techniques simples pour le travail, l'école ou les journées décontractées. Ces looks équilibrent style et confort, et sont faciles à reproduire.

6. Beauté inclusive
Le monde moderne de la beauté célèbre toutes les carnations, textures et styles. Les marques proposent désormais des gammes plus larges et des produits adaptés à des besoins variés, rendant le maquillage accessible à tous.

Les tendances changent toujours, mais l'essentiel est de trouver le style qui vous fait sentir confiant(e) et beau/belle.

Préparation de la peau & produits de base
Soins, primer, fond de teint, correcteur, poudre

Un maquillage réussi commence par une base impeccable. Avant d'appliquer un produit, préparez toujours correctement votre peau.

1. **Nettoyez & hydratez** - Commencez par un nettoyant doux pour éliminer les impuretés. Poursuivez avec une crème hydratante légère adaptée à votre type de peau.
2. **Primer** - Appliquez une base pour lisser la surface de la peau et prolonger la tenue du maquillage. Choisissez une base matifiante pour les peaux grasses, hydratante pour les peaux sèches ou minimisante de pores pour les irrégularités.
3. **Fond de teint** - Sélectionnez une teinte qui correspond à votre sous-ton. Appliquez en fines couches et estompez bien avec une éponge ou un pinceau pour un fini naturel.
4. **Correcteur** - Utilisez-le sous les yeux pour illuminer, et sur les imperfections ou rougeurs pour camoufler.
5. **Poudre fixatrice** - Appliquez légèrement sur l'ensemble du visage pour fixer le maquillage et contrôler la brillance.

***Astuce pro** : Laissez toujours vos soins pénétrer avant d'appliquer le fond de teint afin d'éviter les zones irrégulières.*

Bases du maquillage des yeux

Fards à paupières, Estompage, Eyeliner, Faux cils

Vos yeux sont au centre de nombreux looks de maquillage. Maîtriser ces bases transformera votre art.

- **Fards à paupières** - Commencez par des tons neutres pour vous exercer à l'estompage. Appliquez une teinte de transition dans le creux, une teinte plus foncée dans le coin externe, et une teinte plus claire sur la paupière.
- **Estompage** - Utilisez un pinceau estompeur propre et souple pour adoucir les démarcations. Rappelez-vous : de petits mouvements circulaires sont la clé.
- **Eyeliner** - Pour les débutants, commencez avec un crayon. Passez ensuite aux liners liquides ou gels pour des lignes nettes et dramatiques.
- **Faux cils** - Taillez-les pour qu'ils s'adaptent à la forme de vos yeux. Appliquez une fine ligne de colle, attendez 30 secondes, puis placez-les au ras de la ligne des cils.

Astuce pro : *Moins, c'est plus - augmentez l'intensité progressivement.*

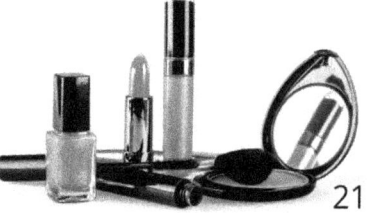

Sourcils

Forme, Techniques, Styles

Les sourcils encadrent le visage et peuvent complètement transformer votre expression. Apprendre à les structurer et à les remplir est essentiel.

1. **Forme** - Suivez la ligne naturelle de vos sourcils. Utilisez la règle du « nombre d'or » :
   - Début : aligné avec le coin du nez.
   - L'arche : alignée avec le bord externe de l'iris.
   - La queue : à l'angle du nez passant par le coin externe de l'œil.
2. **Techniques**
   - Utilisez un crayon pour des traits précis qui imitent les poils.
   - La poudre est plus douce et idéale pour les débutants.
   - Le gel fixe les poils en place et ajoute de la définition.
3. **Styles**
   - Naturel : doux et aérien.
   - Défini : lignes nettes, parfait pour un look sophistiqué.
   - Fourni : tendance, sourcils pleins maintenus avec un gel transparent.

Astuce pro : *Brossez toujours vos sourcils avec un goupillon pour fondre le produit et éviter les lignes dures.*

Lèvres

Crayon, Rouge à lèvres, Gloss, Techniques de volume

Les lèvres apportent la touche finale à n'importe quel maquillage - du naturel au plus audacieux.

- **Crayon à lèvres** - Tracez légèrement au-dessus de votre ligne naturelle pour donner l'illusion de lèvres plus pulpeuses.
- **Rouge à lèvres** - Les formules mates tiennent plus longtemps, les crémeuses sont plus confortables.
- **Gloss** - Apporte brillance et dimension. Appliquez-en seulement au centre pour un effet repulpant.
- **Techniques de volume** - Illuminez l'arc de Cupidon, utilisez un crayon plus foncé et fondez vers le centre pour un effet ombré.

Astuce pro : *Exfoliez et hydratez les lèvres avant d'appliquer les produits pour un fini plus lisse.*

Outils & Pinceaux
Pinceaux, Éponges, Entretien & Nettoyage

Vos outils sont tout aussi importants que vos produits. Des pinceaux de qualité et un bon entretien peuvent transformer vos résultats.

- **Pinceaux**
    - Pinceau fond de teint : dense, plat ou arrondi pour une application uniforme.
    - Pinceau estompeur : souple, idéal pour les fards à paupières.
    - Pinceau biseauté : parfait pour les sourcils ou l'eyeliner.
    - Pinceau éventail : excellent pour l'highlighter.
- **Éponges** - Utilisez-les humides pour un fini naturel et aérien. Tapotez sans tirer pour fondre le fond de teint ou le correcteur.
- **Entretien & Nettoyage**
    - Lavez vos pinceaux chaque semaine avec un savon doux ou un nettoyant spécial pinceaux.
    - Laissez-les sécher à plat pour préserver leur forme.
    - Remplacez vos éponges toutes les 1-2 mois.

***Astuce pro** : Des outils propres durent plus longtemps et protègent votre peau contre les imperfections.*

Look frais de jour
(Étape par étape)

Un look de jour doit être frais, naturel et facile à porter. Il met en valeur vos traits sans paraître chargé.

1. **Préparation de la peau** - Nettoyez, hydratez et appliquez une base légère.
2. **Fond de teint & Correcteur** - Utilisez un fond de teint léger ou une BB crème. Corrigez les cernes et les rougeurs.
3. **Sourcils** - Gardez-les doux et naturels. Remplissez seulement les zones clairsemées.
4. **Yeux**
   - Appliquez une teinte neutre sur toute la paupière.
   - Estompez une couleur légèrement plus foncée dans le creux.
   - Évitez l'eyeliner ou utilisez un crayon brun doux pour une définition subtile.
   - Terminez avec une couche de mascara.
5. **Joues** - Ajoutez un blush doux dans les tons pêche ou rose pour un éclat sain.
6. **Lèvres** - Choisissez un nude, un rose tendre ou un baume teinté.
7. **Finition** - Déposez un voile de poudre sur la zone T pour contrôler la brillance.

Astuce pro : *Moins, c'est plus pour le maquillage de jour - l'objectif est d'avoir l'air frais, pas trop sophistiqué.*

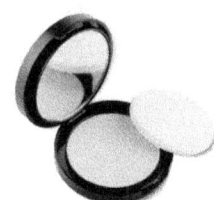
Look élégant de soirée
(Étape par étape)

Les looks du soir permettent plus de contraste, de couleurs intenses et de lignes affirmées. C'est votre moment pour briller !

1. **Préparation de la peau** - Hydratez bien ; choisissez une base matifiante ou illuminatrice selon votre peau.
2. **Fond de teint & Correcteur** - Optez pour une couvrance moyenne à totale. Faites un léger contouring pour ajouter de la dimension.
3. **Sourcils** - Définissez-les davantage, en combinant crayon + poudre ou gel.
4. **Yeux**
   - Créez un effet smoky avec des teintes plus foncées dans le coin externe et le creux.
   - Ajoutez des tons métalliques ou scintillants sur la paupière.
   - Appliquez un eyeliner noir au ras des cils ; allongez-le en aile pour plus de drama.
   - Terminez avec un mascara volumisant ou des faux cils.
5. **Joues** - Ajoutez du bronzer pour réchauffer et un soupçon d'highlighter sur les pommettes.
6. **Lèvres** - Choisissez des teintes audacieuses comme le rouge, le prune ou un nude intense.
7. **Finition** - Fixez avec un spray fixateur pour tenir toute la soirée.

***Pro Tip**: Balance is key - if you go bold on the eyes, keep the lips softer, or vice versa.*

Erreurs courantes en maquillage
(et comment les éviter)

Même les passionnés expérimentés peuvent commettre de petites erreurs qui influencent le résultat final. Voici les plus fréquentes - et leurs solutions :

1. **Mauvaise teinte de fond de teint**
   - Erreur : choisir une couleur trop claire ou trop foncée.
   - Solution : testez sur la mâchoire, pas sur la main. Vérifiez toujours à la lumière naturelle.
2. **Sourcils trop dessinés**
   - Erreur : sourcils trop foncés ou trop nets.
   - Solution : utilisez des traits légers au crayon ou à la poudre et estompez au goupillon.
3. **Fards à paupières mal estompés**
   - Erreur : lignes dures entre les couleurs.
   - Solution : utilisez un pinceau estompeur propre en mouvements circulaires.
4. **Trop de poudre**
   - Erreur : fini sec et plâtré.
   - Solution : appliquez uniquement sur les zones nécessaires (souvent la zone T). Utilisez un pinceau souple pour un voile léger.
5. **Contour des lèvres trop marqué**
   - Erreur : crayon foncé avec rouge à lèvres clair, sans fondu.
   - Solution : choisissez un crayon proche de la teinte du rouge et fondez vers l'intérieur.
6. **Sauter les soins de peau**
   - Erreur : appliquer du maquillage sur une peau sèche et non préparée.
   - Solution : nettoyez, hydratez et appliquez une base avant de commencer.

Astuce pro : *Le maquillage doit sublimer votre beauté naturelle, pas la masquer. En cas de doute, estompez et allégiez.*

Conseils & Astuces
des maquilleurs

Les maquilleurs professionnels connaissent les petits secrets qui font toute la différence. Voici quelques-uns de leurs favoris :

1. **Éponge humide = teint parfait** - Estompez toujours le fond de teint avec une éponge légèrement humide pour un fini naturel.
2. **Superposez en fines couches** - Appliquez les produits par couches légères ; il est plus facile d'ajouter que d'enlever.
3. **Fixez vite l'anti-cernes** - Appliquez une poudre translucide au pinceau juste après le correcteur sous les yeux pour éviter les plis.
4. **Utilisez un fard comme eyeliner** - Humidifiez un pinceau biseauté et trempez-le dans un fard foncé pour un effet liner doux.
5. **Illuminez stratégiquement** - Ajoutez du highlighter dans le coin interne des yeux et sur l'arc de Cupidon pour un éclat instantané.
6. **Tamponnez, n'ajoutez pas** - Si la peau devient grasse, utilisez des papiers matifiants au lieu de rajouter de la poudre.
7. **Mélangez vos rouges à lèvres** - Créez des couleurs uniques en associant plusieurs teintes.
8. **Astuce mascara** - Remuez la brosse à la racine puis étirez vers le haut pour des cils plus fournis.
9. **Équilibrez votre look** - Yeux intenses + lèvres douces, ou lèvres audacieuses + yeux subtils.
10. **La pratique = le progrès** - Plus vous expérimentez, plus vous gagnez en confiance et en créativité.

Astuce pro : Le maquillage n'est pas une règle - c'est ce qui vous fait sentir belle.

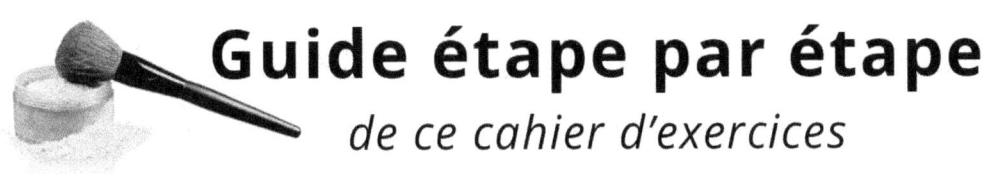

Guide étape par étape
de ce cahier d'exercices

Bienvenue dans l'univers du maquillage professionnel !

Ce cahier a été créé pour vous aider à pratiquer et à développer vos compétences - que vous soyez débutant ou déjà expérimenté. À l'intérieur, vous trouverez des face charts structurés conçus pour expérimenter les techniques, explorer de nouveaux styles et affiner votre art.

Chaque section vous guidera pas à pas entre apprentissage et créativité. À chaque face chart, vous aurez l'occasion de tester, corriger et développer votre propre style signature.

Comment utiliser ce cahier d'exercices :
- Utilisez de vrais produits - fards à paupières, fonds de teint, liners, rouges à lèvres - pour donner vie à vos idées.
- Testez différentes techniques et combinaisons de couleurs pour découvrir ce qui vous convient le mieux.
- Notez vos observations, remarques et idées pour vous améliorer.
- N'ayez pas peur de vous tromper - chaque essai vous rapproche de la maîtrise.

À la fin de ce livre, vous aurez une collection personnelle de looks reflétant votre évolution. Alors, détendez-vous, profitez du processus et laissez votre créativité briller !

Fondamentaux du maquillage :
étape par étape

Ces étapes sont un point de départ - n'hésitez pas à les adapter à votre style et à vos préférences.

Étape 1 : Préparation de la peau
- Nettoyez votre visage avec un produit adapté à votre type de peau.
- Hydratez bien pour créer une base lisse.
- Appliquez une base (primer) pour assurer la tenue et un fini parfait.

Étape 2 : Création du teint
- Appliquez un fond de teint adapté à votre carnation avec une éponge ou un pinceau.
- Utilisez un correcteur pour couvrir imperfections et cernes.
- Fixez le tout avec une fine couche de poudre translucide ou compacte.

Étape 3 : Contouring & Blush
- Sculptez les pommettes, le front et la mâchoire pour définir.
- Ajoutez du blush sur les joues pour un effet bonne mine.
- Illuminez les zones saillantes pour un éclat naturel.

Étape 4 : Maquillage des yeux
- Définissez les sourcils avec un crayon, un gel ou une poudre.
- Appliquez une base à paupières pour intensifier les couleurs et prolonger la tenue.
- Choisissez une palette et estompez les teintes harmonieusement.
- Ajoutez de l'eyeliner pour définir.
- Finissez avec du mascara pour allonger et donner du volume.

Étape 5 : Lèvres parfaites
- Exfoliez doucement les lèvres.
- Dessinez le contour avec un crayon pour plus de précision.
- Appliquez un rouge ou un gloss dans la teinte de votre choix.

Étape 6 : Fixer le maquillage
- Vaporisez un spray fixateur pour prolonger la tenue.

Rappelez-vous : ces étapes sont des lignes directrices, pas des règles strictes. Le maquillage est votre art - adaptez et personnalisez chaque étape à votre style !

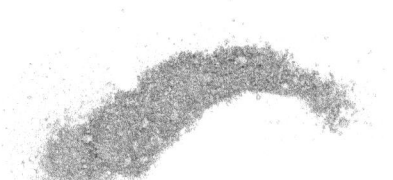 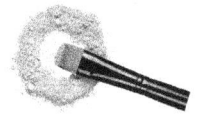

LOOK NATUREL RAPIDE & FACILE

Pour mettre en pratique les techniques, voici un exemple simple en 5 étapes pour créer un look frais, naturel et idéal au quotidien.

5 étapes pour un look naturel :
- Appliquez un fond de teint léger et un peu de correcteur là où c'est nécessaire.
- Étalez un fard nude sur les paupières et ajoutez une couche de mascara.
- Faites un léger contouring et ajoutez un blush doux pour un effet bonne mine.
- Définissez naturellement les sourcils par de petits traits.
- Complétez le look avec un rouge à lèvres nude ou un baume teinté.

Libérez votre créativité !

Le maquillage est un art - et vous êtes l'artiste. N'hésitez pas à tester de nouvelles techniques, à jouer avec les couleurs et à sortir de votre zone de confort. Chaque coup de pinceau vous rapproche de la maîtrise. Continuez à pratiquer, à explorer et surtout - amusez-vous !

Guide pratique & Notes de maquillage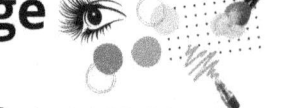

Le maquillage est un art, et chaque artiste a besoin d'un espace pour pratiquer.

Considérez ce cahier comme votre terrain de jeu créatif - un endroit pour tester vos idées, expérimenter de nouveaux looks et développer vos compétences pas à pas. N'ayez pas peur d'oser ! Chaque coup de pinceau vous rapproche de votre style et de votre confiance.

Comment utiliser cette page :
- **Expérimentez -** Testez différents styles, couleurs et techniques.
- **Observez -** Remarquez ce qui flatte différentes formes de visage et palettes de couleurs.
- **Améliorez -** Analysez ce qui a bien marché et ce que vous pourriez ajuster.
- **Soyez créatif -** Il n'y a pas de règles strictes. Poussez les limites et appropriez-vous le maquillage !

Réflexion & Notes
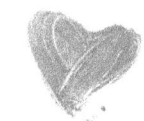
- Qu'ai-je appris de cette séance ?
- Qu'est-ce qui a le mieux fonctionné ?
- Que ferais-je différemment la prochaine fois ?

Astuce pro : « Le maquillage n'est pas un masque - c'est le reflet de votre créativité. » *Célébrez chaque étape de votre parcours !*

_____

_____

_____

_____

_____

_____

_____

Inspiration - Look naturel

Le look naturel consiste à mettre en valeur vos traits sans les masquer. Frais, simple et intemporel, ce style convient à toutes les occasions et est parfait pour renforcer la confiance en vos compétences.

Considérez-le comme votre toile de tous les jours - doux, lumineux et naturellement beau.

Guide du look naturel :
- **Quoi** : Couvrance légère, couleurs douces et effet « sans maquillage ».
- **Comment** : Utiliser des tons neutres, bien estomper et miser sur une peau d'apparence saine.
- **Quand** : Idéal pour l'école, le travail, les journées décontractées ou chaque fois que vous voulez une allure fraîche.
- **Où** : Parfait pour la journée, les événements en plein air ou toute occasion relax.
- **Pourquoi** : Parce que parfois « moins c'est plus » - cela met en valeur votre vraie beauté et garde un style simple.

***Astuce** : Le look naturel est la base de tous les autres styles. Maîtrisez-le, et toutes les autres techniques de maquillage deviendront plus faciles.*

Style de maquillage : _____   Type : _____
Fond de teint : _____   Durée : _____
Poudre : _____   Date : _____
Fard à joues : _____   Artiste : _____
Contour : _____   Événement : _____

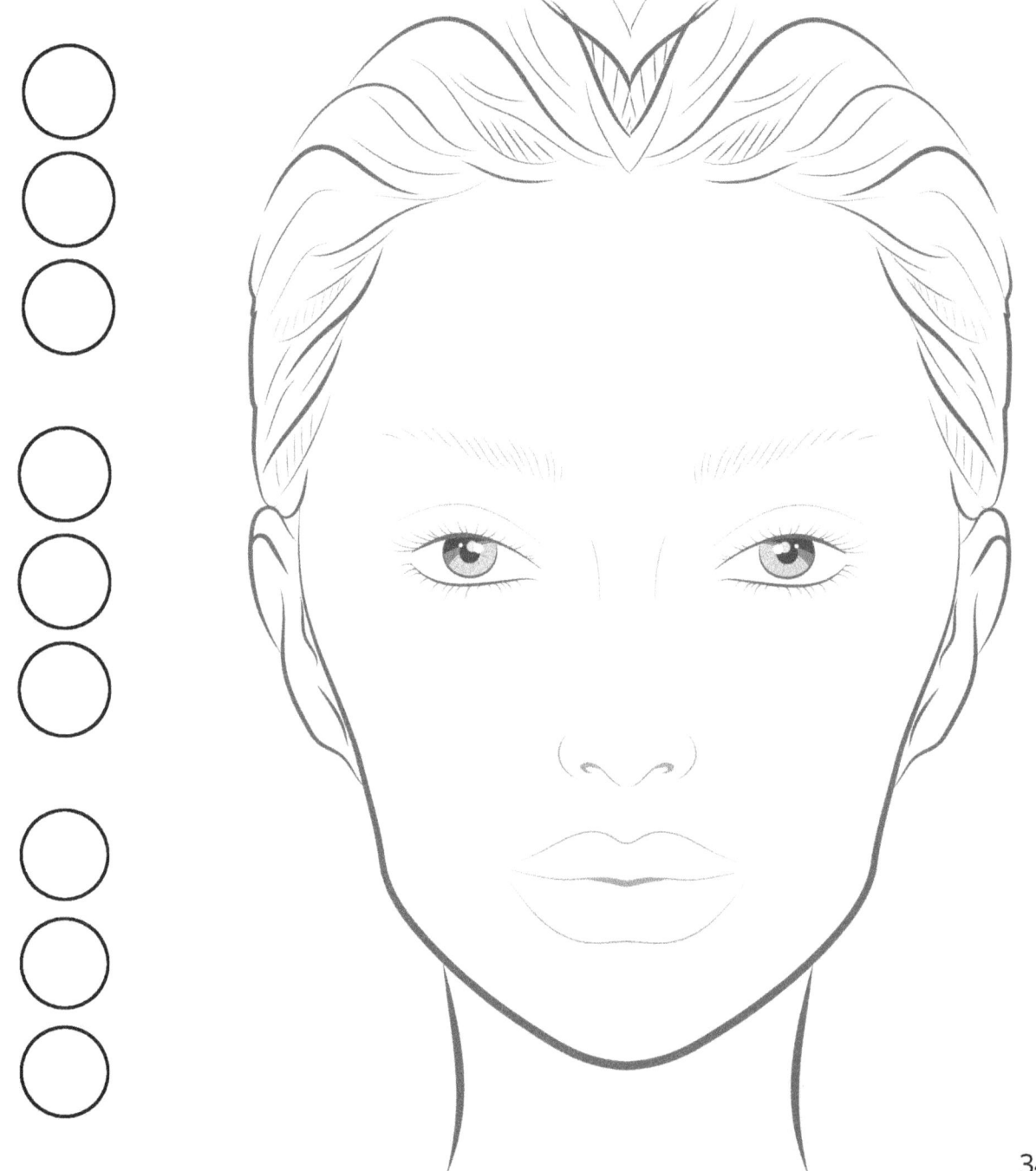

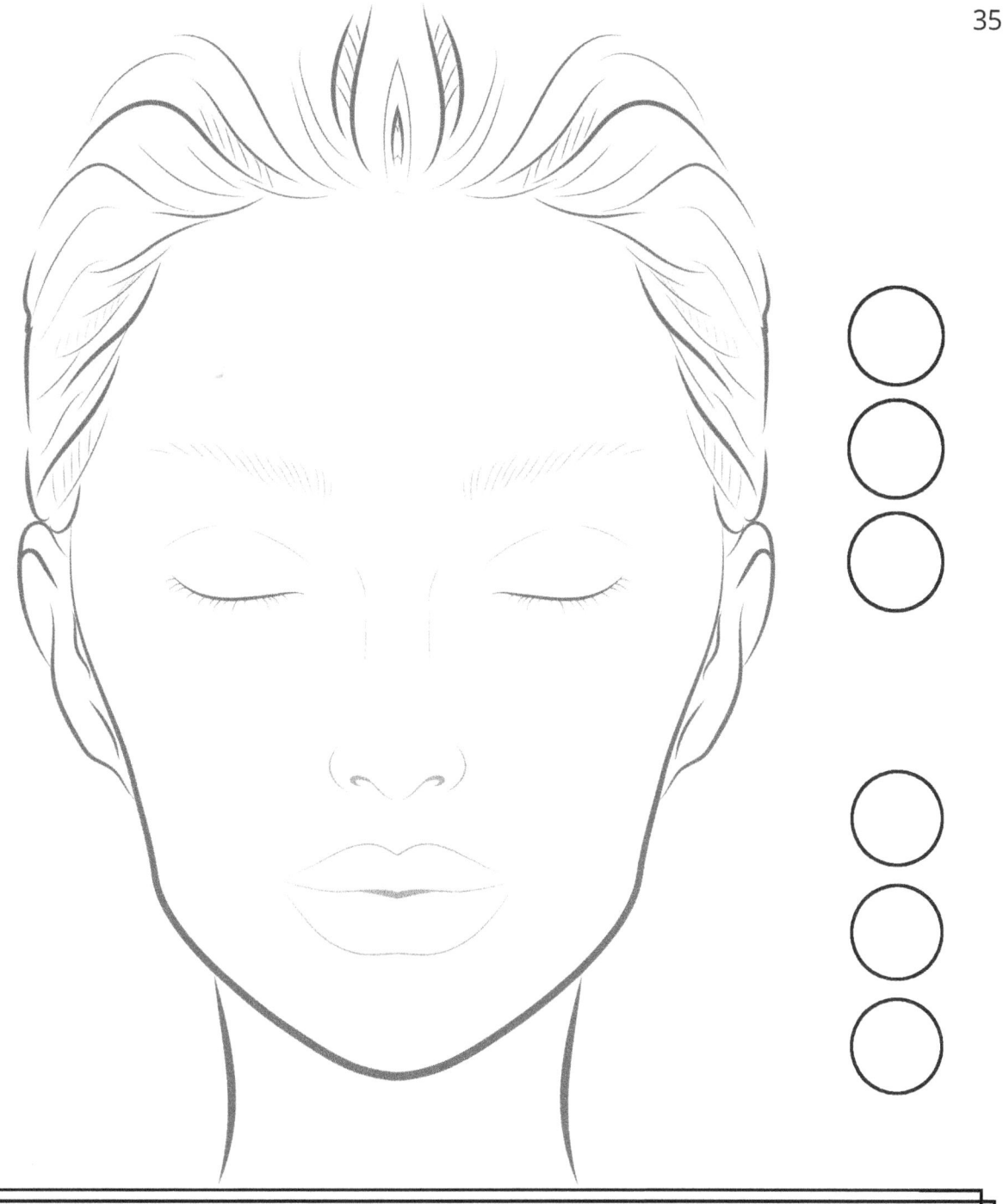

Style de maquillage : _____ Type : _____
Fond de teint : _____ Durée : _____
Poudre : _____ Date : _____
Fard à joues : _____ Artiste : _____
Contour : _____ Événement : _____

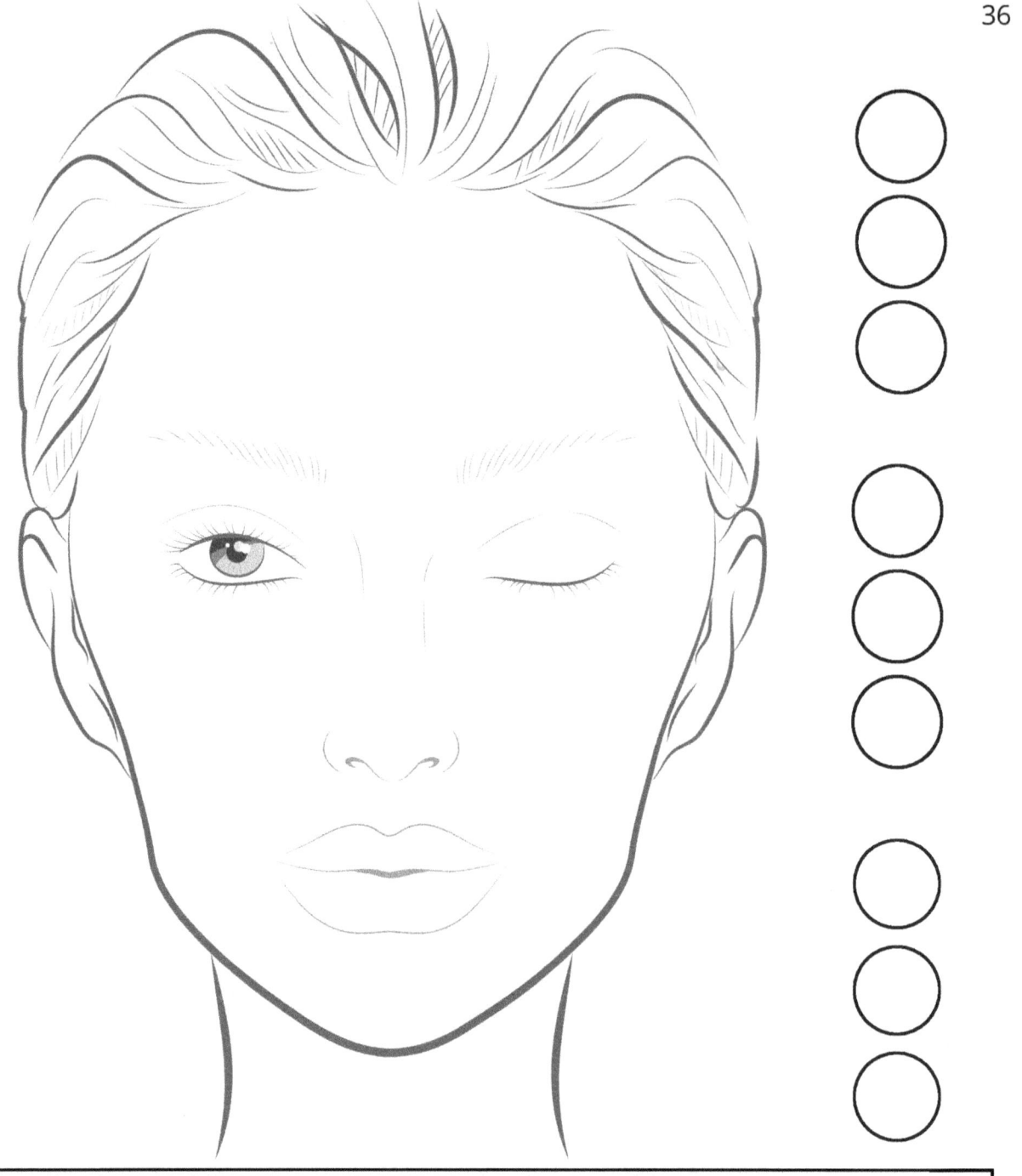

Style de maquillage :_____ Type :_____
Fond de teint :_____ Durée :_____
Poudre :_____ Date :_____
Fard à joues :_____ Artiste :_____
Contour :_____ Événement :_____

Vos notes & photos d'inspiration [37]

Cette page est votre galerie créative. Utilisez-la pour suivre vos progrès, capturer vos looks préférés et réfléchir à votre parcours.

Ajoutez des selfies, des photos d'inspiration ou des découpages pour donner vie à vos créations !

Questions pour vous guider :
- Qu'est-ce qui a inspiré ce look ?
- Quels produits ou quelles couleurs ont le mieux fonctionné ?
- Que ferais-je différemment la prochaine fois ?
- Comment me suis-je senti(e) en créant ce maquillage ?

Astuce : *Imprimez un selfie, une photo polaroïd ou même une découpe de magazine et collez-la ici. Comparez votre face chart avec le résultat réel !*

_____

_____

_____

_____

_____

_____

_____

_____

_____

_____

Inspiration Smokey Eyes

Un smokey eye est l'un des looks de maquillage les plus emblématiques et intemporels. Il crée de la profondeur, du drame et une allure mystérieuse qui convient à de nombreuses occasions.

Astuces pour un smokey parfait :

- **Quoi** : Fard à paupières intense et estompé, avec une finition sensuelle.
- **Comment** : Commencez par une base foncée, superposez et estompez les ombres progressivement, et illuminez le coin interne pour équilibrer.
- **Quand** : Idéal pour les soirées, fêtes ou tout événement glamour.
- **Où** : Parfait pour les tapis rouges, les rendez-vous romantiques ou les célébrations festives.
- **Pourquoi** : Le smokey eye apporte instantanément confiance, élégance et intensité à votre look général.

***Rappel** : La clé d'un smokey eye impeccable est l'estompage - des bords doux créent toute la magie.*

Guide pratique & Notes de maquillage

Chaque chef-d'œuvre commence par la pratique. Utilisez cette page comme votre laboratoire créatif - un espace sûr pour expérimenter, tester des looks audacieux et apprendre de chaque coup de pinceau. Chaque essai, qu'il soit parfait ou imparfait, vous rapproche de la maîtrise.

Comment utiliser cette page :
- **Expérimenter -** Jouez avec différents produits, nuances et textures.
- **Observer -** Faites attention à l'estompage, à l'équilibre et à la symétrie.
- **Améliorer -** Notez ce qui a bien fonctionné et ce que vous souhaiteriez affiner la prochaine fois.
- **Oser -** Ne vous retenez pas ! Le maquillage, c'est la liberté, pas les règles.

Réflexion & Notes :
- Quelle nouvelle technique ai-je explorée aujourd'hui ?
- Quelle partie du look a le mieux réussi ?
- Qu'est-ce que je pourrais ajuster pour améliorer le résultat la prochaine fois ?

Astuce pro : *Le progrès est plus important que la perfection. Chaque page remplie est la preuve de votre évolution en tant qu'artiste.*

_____

_____

_____

_____

_____

_____

_____

Style de maquillage : _____ Type : _____
Fond de teint : _____ Durée : _____
Poudre : _____ Date : _____
Fard à joues : _____ Artiste : _____
Contour : _____ Événement : _____

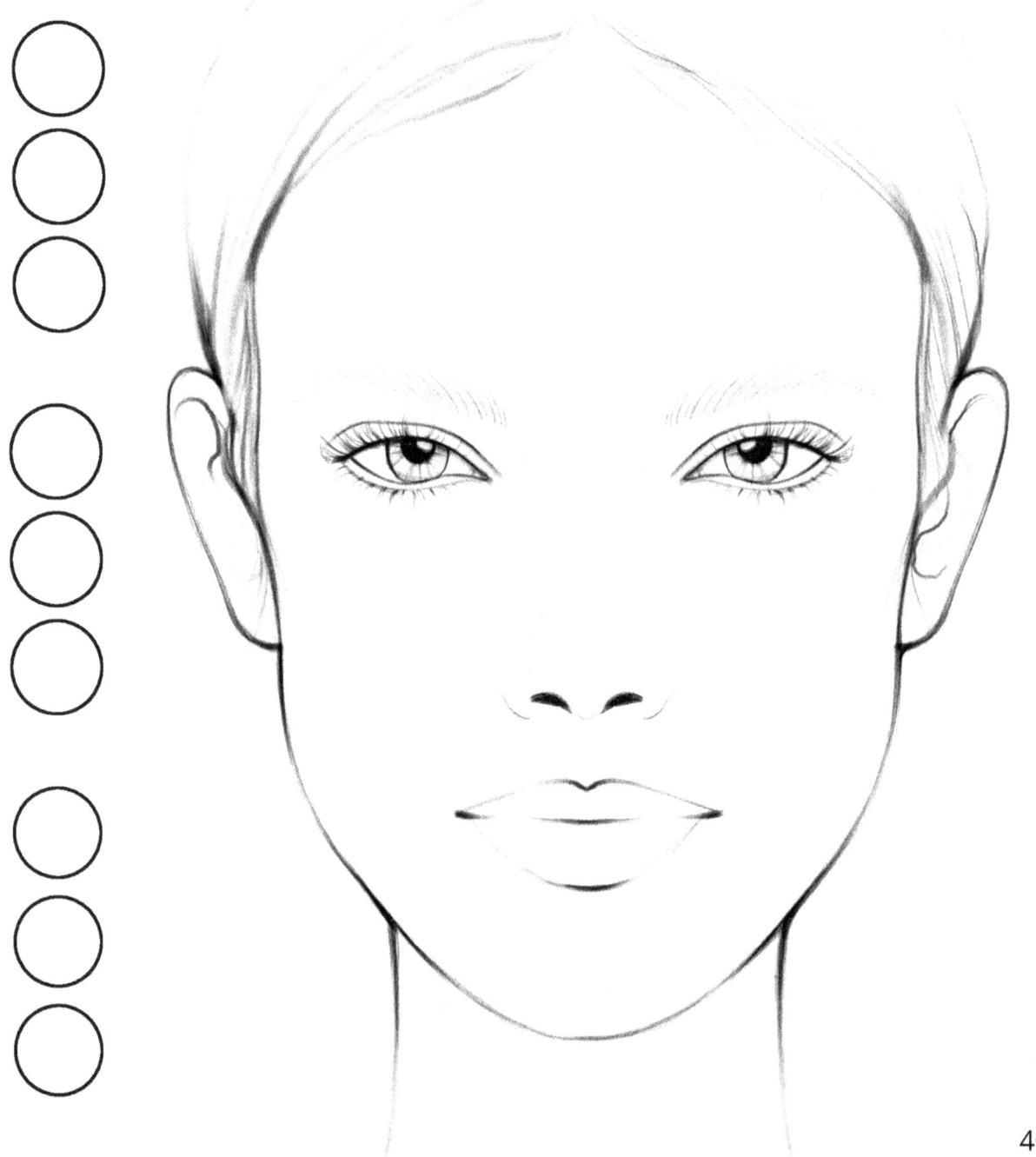

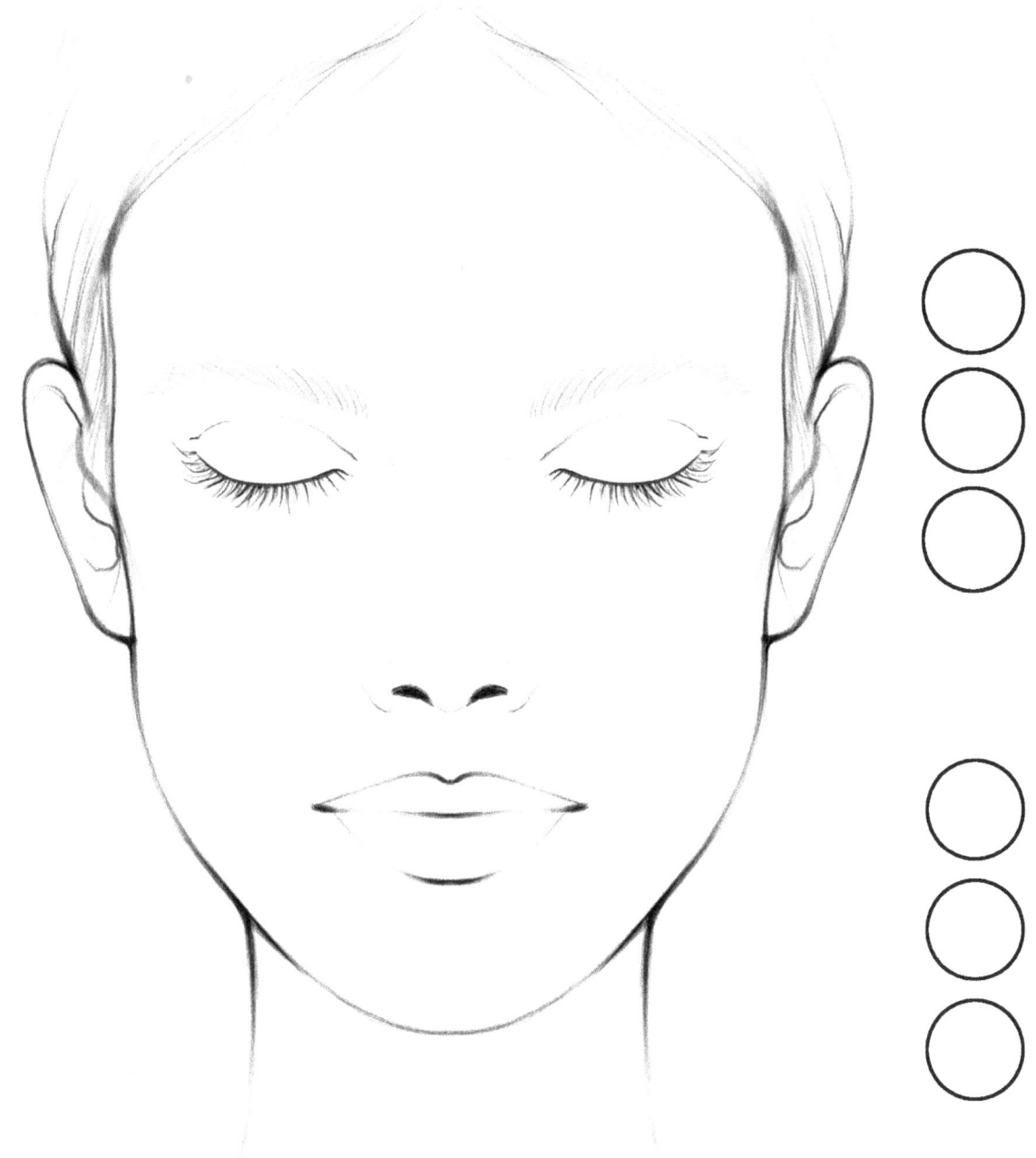

Style de maquillage : _____ Type : _____
Fond de teint : _____ Durée : _____
Poudre : _____ Date : _____
Fard à joues : _____ Artiste : _____
Contour : _____ Événement : _____

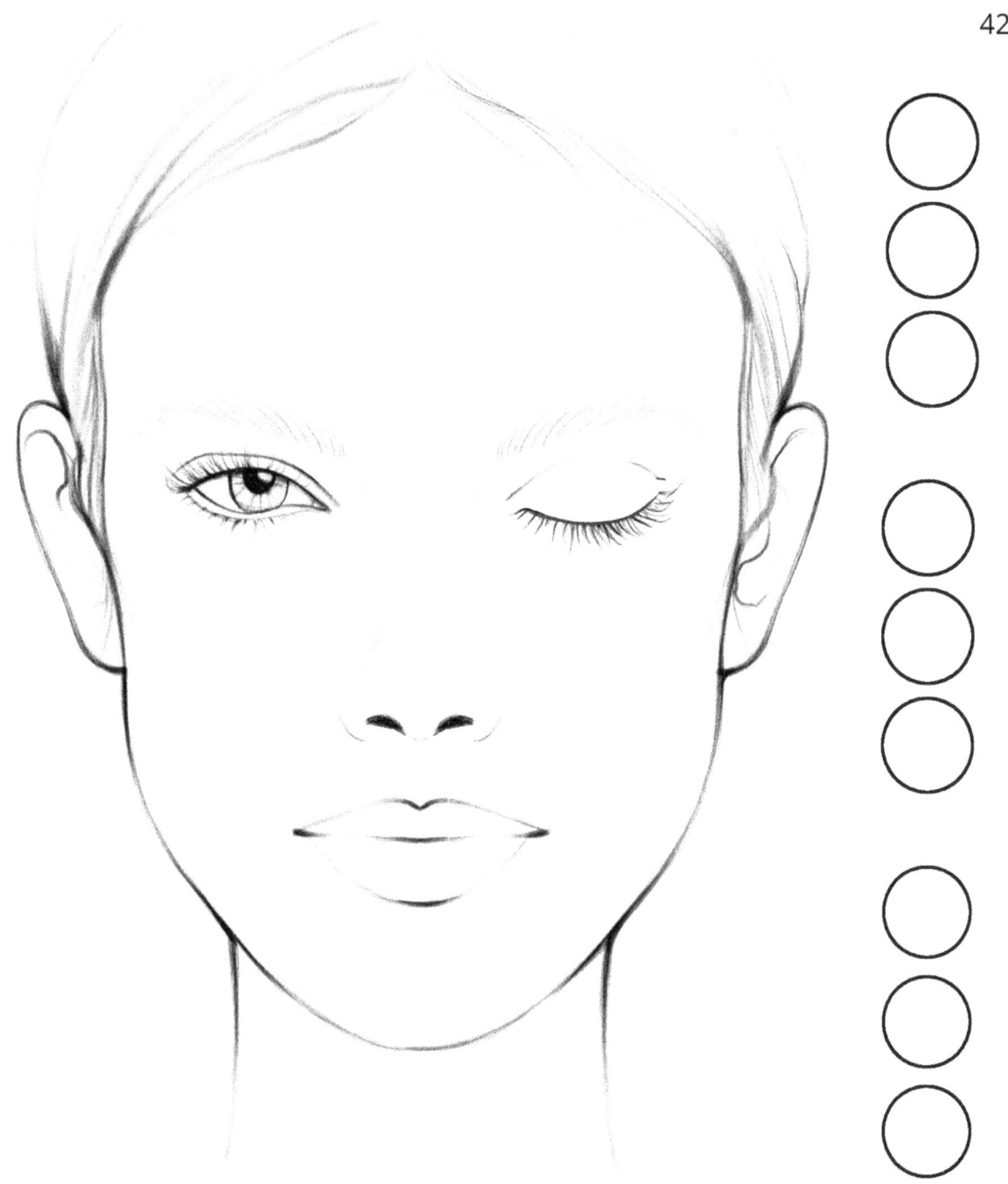

Style de maquillage : _____ Type : _____
Fond de teint : _____ Durée : _____
Poudre : _____ Date : _____
Fard à joues : _____ Artiste : _____
Contour : _____ Événement : _____

Vos notes & photos d'inspiration

Cette page est votre tableau de mémoire créatif. Collez ou dessinez votre look préféré ici et notez les détails qui l'ont rendu spécial.

Pistes de réflexion :

- Qu'est-ce qui a inspiré ce look ?
- Quels produits ou couleurs ai-je le plus appréciés ?
- Comment me suis-je senti(e) en le portant ?

Astuce pro : Les photos aident à suivre les progrès - une image aujourd'hui inspirera le chef-d'œuvre de demain.

Red Carpet Glam
- *Guide d'inspiration*

Quand vous pensez au tapis rouge, imaginez une élégance audacieuse, une peau éclatante et un look qui attire l'attention. Ce style est entièrement basé sur la confiance, le drame et la beauté intemporelle.

Utilisez cette page pour trouver des idées pour votre transformation glamour ultime.

Points à considérer :
- **Quoi ? -** Yeux intenses, peau éclatante, lèvres définies et fini impeccable.
- **Comment ? -** Pensez aux enlumineurs scintillants, eyeliner dramatique, longs cils et une couleur de lèvres marquante.
- **Quand ? -** Parfait pour les soirées, galas, fêtes, ou chaque fois que vous voulez vous sentir comme une star.
- **Où ? -** Sur scène, à un événement formel ou devant la caméra.
- **Pourquoi ? -** Parce que le glamour est plus que du maquillage - c'est la confiance, l'élégance et l'art de briller sous les projecteurs.

Astuce pro : *Avec les looks glamour, l'équilibre est essentiel. Si vous misez sur des yeux audacieux, gardez les lèvres plus subtiles - ou inversement. Laissez une seule caractéristique être la star du spectacle.*

Guide pratique & Notes de maquillage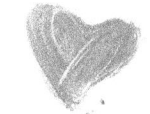

Chaque look est une opportunité d'apprendre. Utilisez cette page pour vous challenger, tester des idées audacieuses et affiner votre art. Les erreurs ne sont pas des échecs ; ce sont des marches vers la maîtrise.

Comment utiliser cette page :
- **Expérimenter** - Essayez des combinaisons de couleurs inhabituelles ou de nouvelles textures.
- **Observer** - Remarquez comment la lumière et l'ombre changent l'effet.
- **Améliorer** - Notez ce qui met vos traits en valeur et ce que vous pourriez ajuster.
- **Oser** - La progression vient de choix courageux.

Réflexion & Notes :
- Qu'ai-je découvert aujourd'hui ?
- Quelle partie m'a surpris(e) ?
- Qu'est-ce que je répéterais ou éviterais la prochaine fois ?

Astuce pro : *Chaque coup de pinceau est un entraînement pour le chef-d'œuvre que vous n'avez pas encore créé.*

_____

_____

_____

_____

_____

_____

_____

Style de maquillage : _____ Type : _____
Fond de teint : _____ Durée : _____
Poudre : _____ Date : _____
Fard à joues : _____ Artiste : _____
Contour : _____ Événement : _____

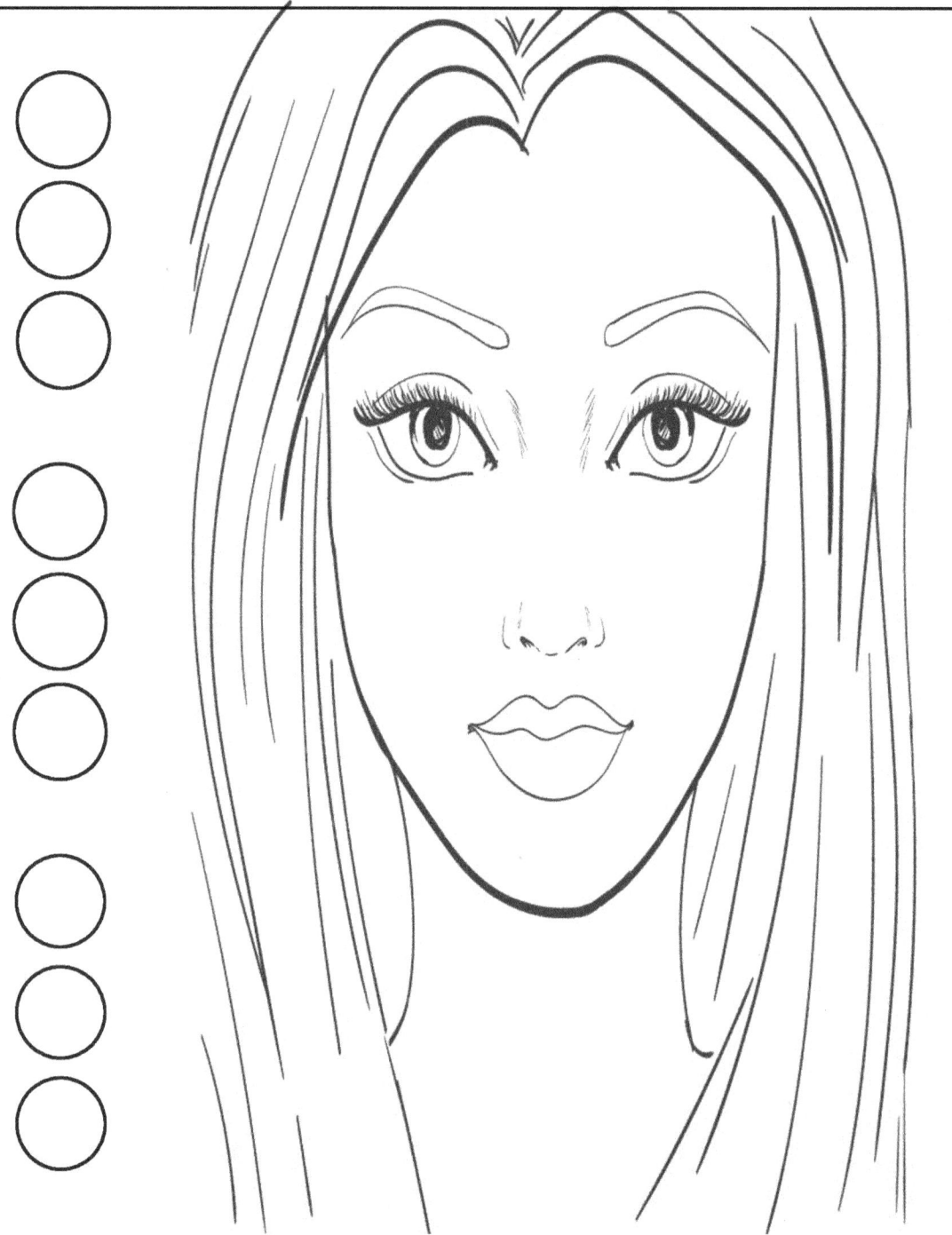

Style de maquillage : _____ Type : _____
Fond de teint : _____ Durée : _____
Poudre : _____ Date : _____
Fard à joues : _____ Artiste : _____
Contour : _____ Événement : _____

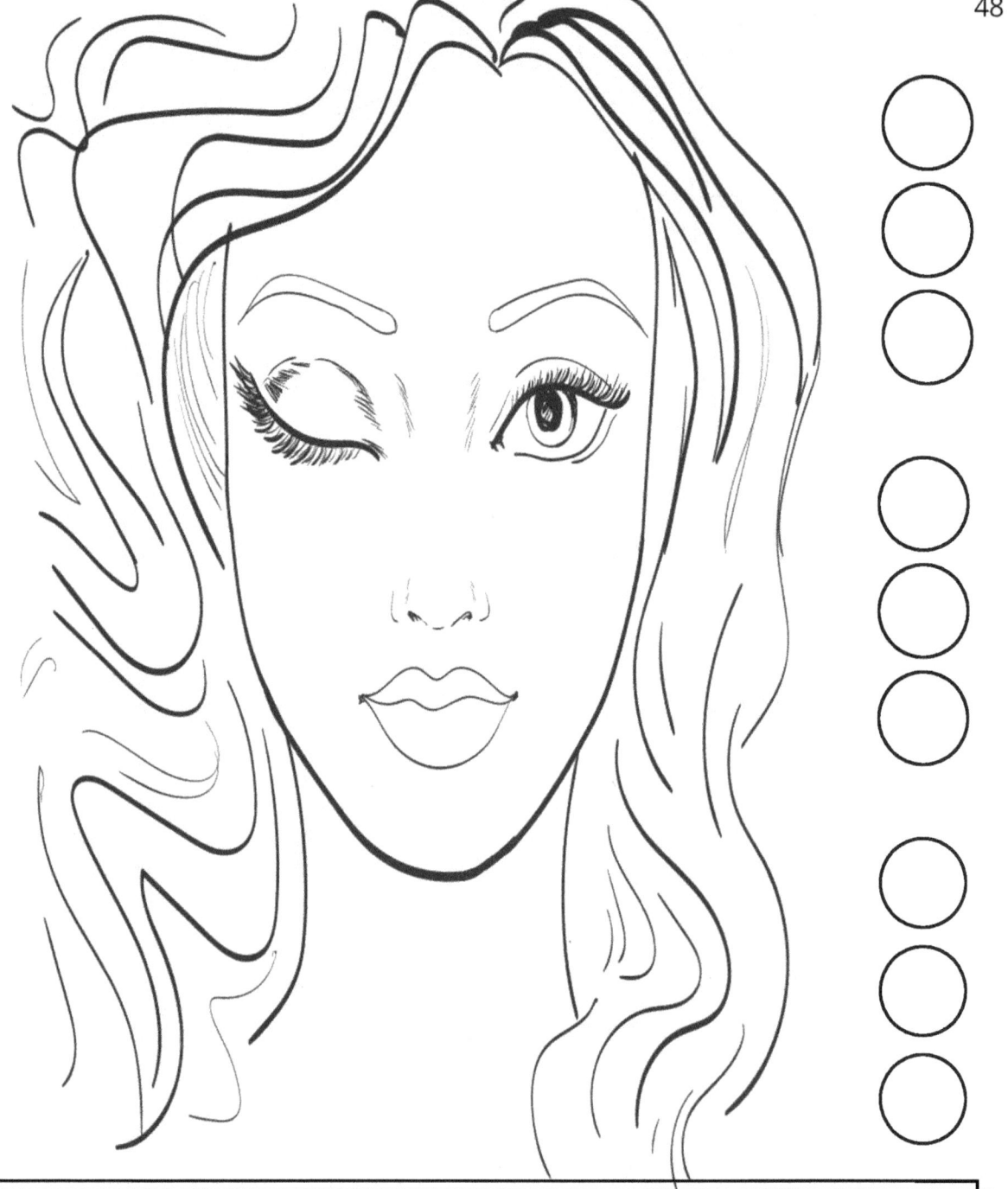

Style de maquillage : _____ Type : _____
Fond de teint : _____ Durée : _____
Poudre : _____ Date : _____
Fard à joues : _____ Artiste : _____
Contour : _____ Événement : _____

Vos notes & photos d'inspiration

Chaque look raconte une histoire. Utilisez cette page pour capturer le moment - que ce soit avec un selfie, un dessin ou des notes qui mettent en avant vos progrès.

Pistes de réflexion :

- Quelle était l'occasion de ce look ?
- Quelle était la caractéristique la plus marquante (yeux, lèvres, peau) ?
- Qu'est-ce que j'ajusterais la prochaine fois ?

Astuce pro : *Le maquillage est un art, mais aussi une mémoire. Conservez-le ici pour toujours.*

Guide pratique & Notes de maquillage

La pratique mène au progrès. Cette page est votre terrain d'entraînement - un espace pour affiner vos compétences, un look à la fois. La perfection n'est pas l'objectif, c'est l'évolution qui compte.

Comment utiliser cette page :
- **Expérimenter** - Concentrez-vous sur une seule caractéristique (yeux, lèvres, sourcils) pour la maîtriser.
- **Observer -** Comparez différents styles côte à côte.
- **Améliorer -** Notez ce qui vous fait gagner du temps et ce qui vous en fait perdre.
- **Restez curieux -** Le maquillage évolue, et votre pratique aussi.

Réflexion & Notes :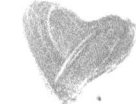
- Quelle technique est devenue plus facile aujourd'hui ?
- Quel détail dois-je encore peaufiner ?
- Comment ce look m'a-t-il fait me sentir ?

Astuce pro : *Les meilleurs maquilleurs n'arrêtent jamais d'apprendre - ils savent simplement rendre l'apprentissage glamour.*

_____

_____

_____

_____

_____

_____

_____

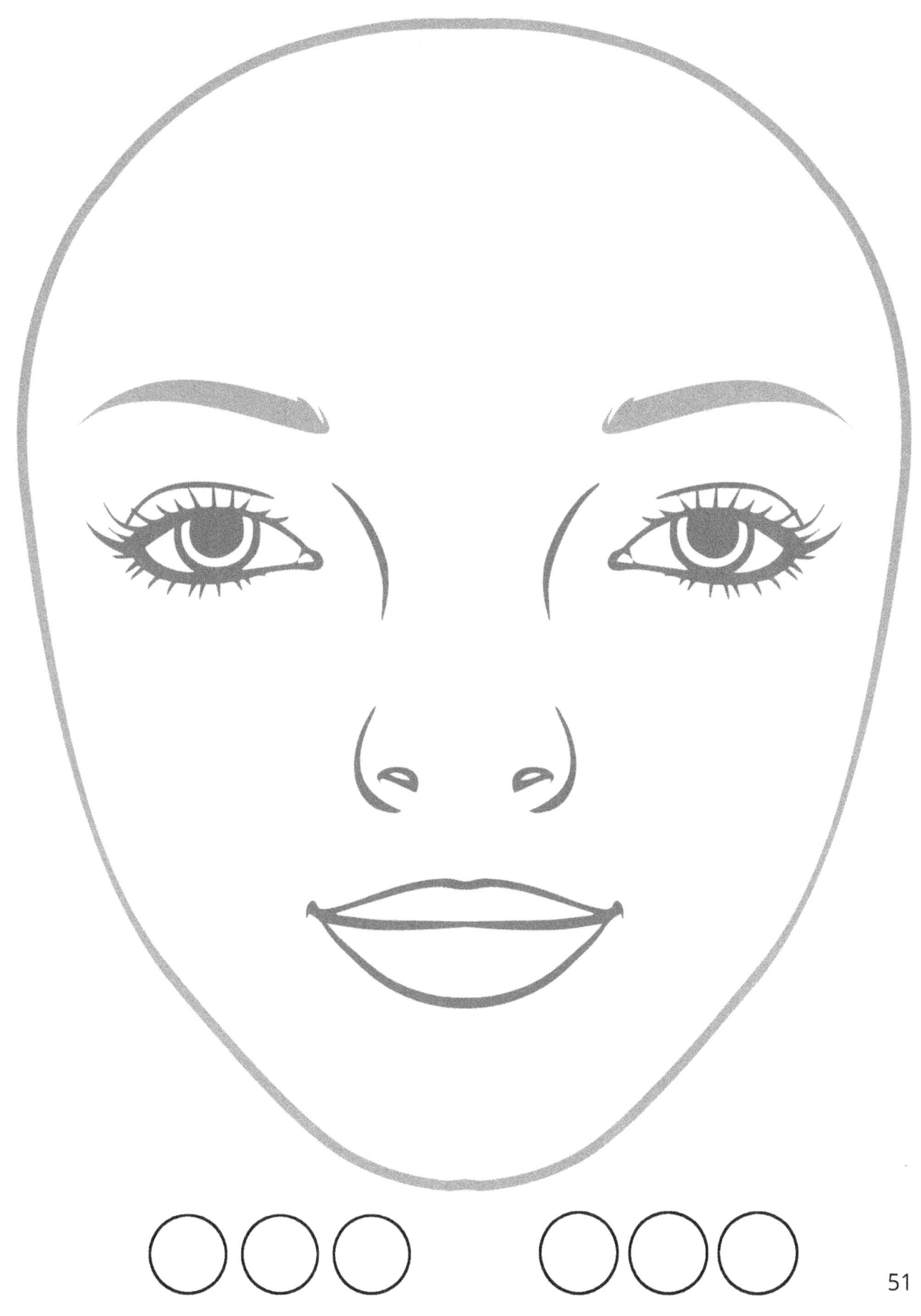

⭐ CLIENT

Nom : ....
Date : ....
Téléphone/Email : ....
Artiste : ....

⭐ Makeup Artist

Style de maquillage : ....
Durée : ....
Événement : ....

⭐ SOINS DE LA PEAU

Tonique : ....
Essence/Sérum : ....
Crème contour des yeux : ......
Crème hydratante : ....
Crème solaire : ....
Soin spécial : ....

⭐ JOUES

Contour : ....
Bronzer : ....
Enlumineur : ....
Blush : ....

⭐ VISAGE

Base (Primer) : ....
Correcteur : ....
Fond de teint : ....
Poudre : ....

⭐ LÈVRES

Baume à lèvres : ....
Rouge à lèvres : ....
Crayon à lèvres : ....
Gloss : ....

○ ○ ○ ○

Spray fixateur : ....

⭐ YEUX

Base paupières : ....
Anti-cernes : ....
Fards à paupières : ....

○ ○ ○ ○ ○

Paupière : ....
Eyeliner : ....
Mascara : ....
Faux cils : ....
Sourcils : ....
Enlumineur sourcils : ....
....

✍ NOTES

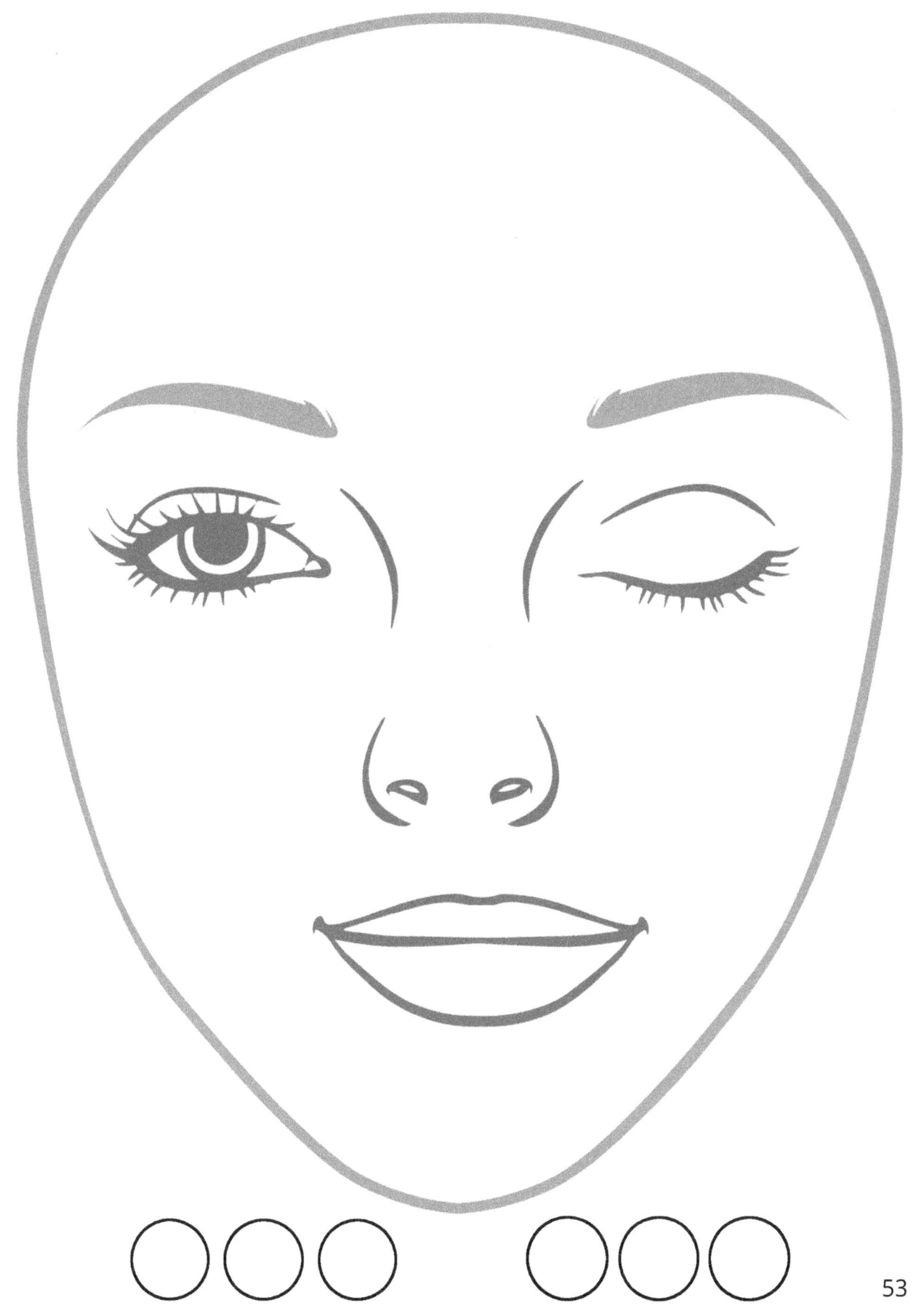

⭐ CLIENT

Nom : ....
Date : ....
Téléphone/Email : ....
Artiste : ....

⭐ SOINS DE LA PEAU

Tonique : ....
Essence/Sérum : ....
Crème contour des yeux : ....
Crème hydratante : ....
Crème solaire : ....
Soin spécial : ....

⭐ VISAGE

Base (Primer) : ....
Correcteur : ....
Fond de teint : ....
Poudre : ....

⭐ YEUX

Base paupières : ....
Anti-cernes : ....
Fards à paupières : ....

○ ○ ○ ○

Paupière : ....
Eyeliner : ....
Mascara : ....
Faux cils : ....
Sourcils : ....
Enlumineur sourcils : ....
....

Makeup Artist

Style de maquillage : ....
Durée : ....
Événement : ....

⭐ JOUES

Contour : ....
Bronzer : ....
Enlumineur : ....
Blush : ....

⭐ LÈVRES

Baume à lèvres : ....
Rouge à lèvres : ....
Crayon à lèvres : ....
Gloss : ....

○ ○ ○ ○

Spray fixateur : ....

📝 NOTES

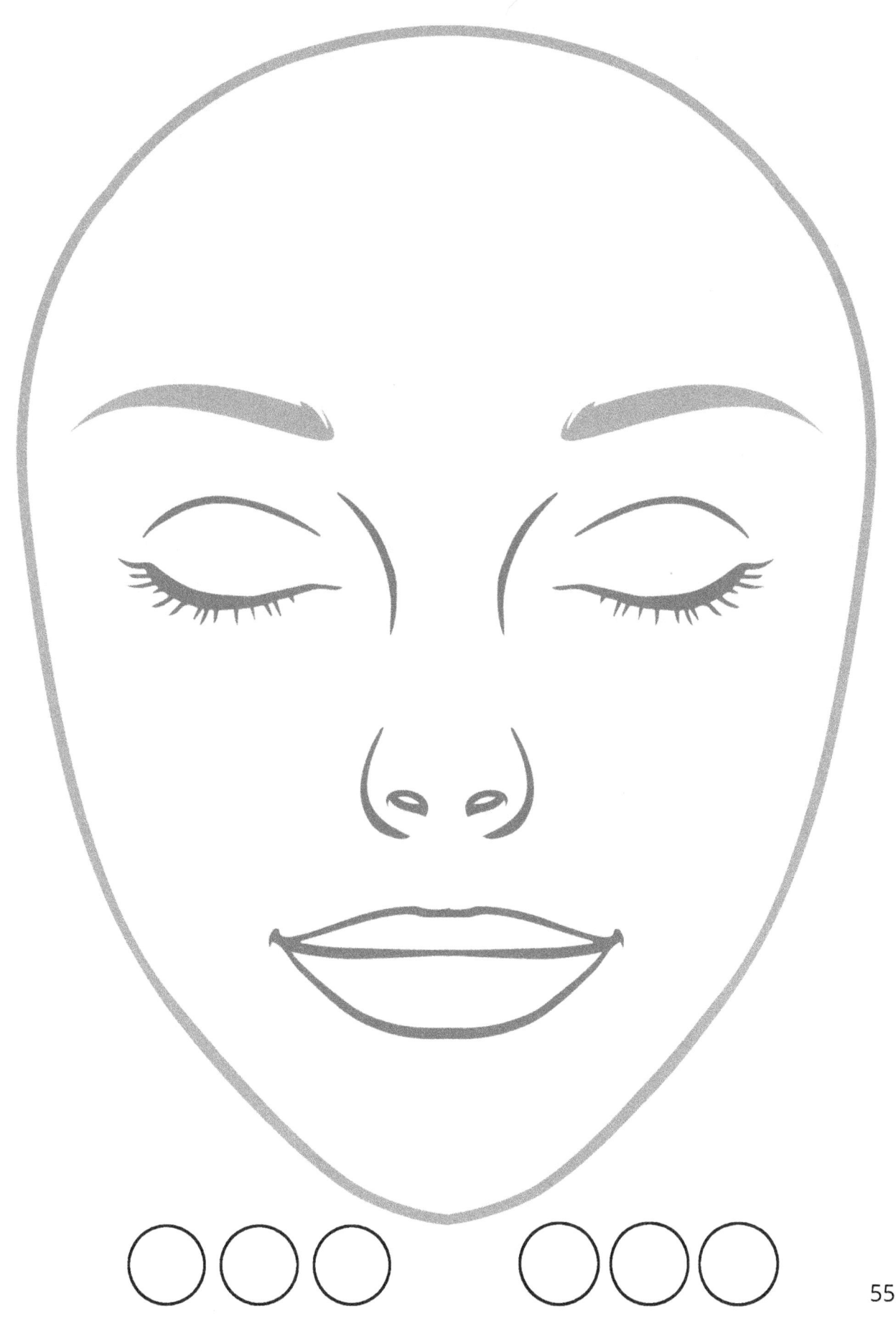

⭐ CLIENT

Nom : ....
Date : ....
Téléphone/Email : ....
Artiste : ....

⭐ SOINS DE LA PEAU

Tonique : ....
Essence/Sérum : ....
Crème contour des yeux : ....
Crème hydratante : ....
Crème solaire : ....
Soin spécial : ....

⭐ VISAGE

Base (Primer) : ....
Correcteur : ....
Fond de teint : ....
Poudre : ....

⭐ YEUX

Base paupières : ....
Anti-cernes : ....
Fards à paupières : ....

○ ○ ○ ○

Paupière : ....
Eyeliner : ....
Mascara : ....
Faux cils : ....
Sourcils : ....
Enlumineur sourcils : ....

Makeup Artist

Style de maquillage : ....
Durée : ....
Événement : ....

⭐ JOUES

Contour : ....
Bronzer : ....
Enlumineur : ....
Blush : ....

⭐ LÈVRES

Baume à lèvres : ....
Rouge à lèvres : ....
Crayon à lèvres : ....
Gloss : ....

○ ○ ○ ○

Spray fixateur : ....

NOTES

Vos notes & photos d'inspiration

Chaque look raconte une histoire. Utilisez cette page pour capturer le moment - que ce soit avec un selfie, un dessin ou des notes qui soulignent vos progrès.

Pistes de réflexion :

- Quelle était l'occasion de ce look ?
- Quelle était la caractéristique la plus marquante (yeux, lèvres, peau) ?
- Qu'est-ce que j'ajusterais la prochaine fois ?

Astuce pro : *Le maquillage est un art, mais aussi une mémoire. Conservez-le ici pour toujours.*

_____
_____
_____
_____
_____
_____
_____
_____
_____

Guide pratique & Notes de maquillage

La créativité grandit avec la régularité. Cette page est votre rappel de continuer à pratiquer, même quelques minutes par jour. Les petits pas mènent à de grands résultats.

Comment utiliser cette page :
- **Expérimenter -** Essayez un look rapide en 10 minutes.
- **Observer -** Notez quels raccourcis gardent un rendu soigné.
- **Améliorer -** Identifiez quels produits vous sont vraiment utiles et lesquels vous pouvez éviter.
- **Jouer -** Parfois, les erreurs mènent à vos meilleures découvertes.

Réflexion & Notes :
- Quel a été mon succès le plus rapide aujourd'hui ?
- Quel produit a sauvé le look ?
- Qu'ai-je trop utilisé ou dont je n'avais pas besoin ?

Astuce pro : *Un maquillage réussi ne dépend pas du nombre de produits - mais d'un usage intelligent de ce que vous avez.*

_____

_____

_____

_____

_____

_____

_____

_____

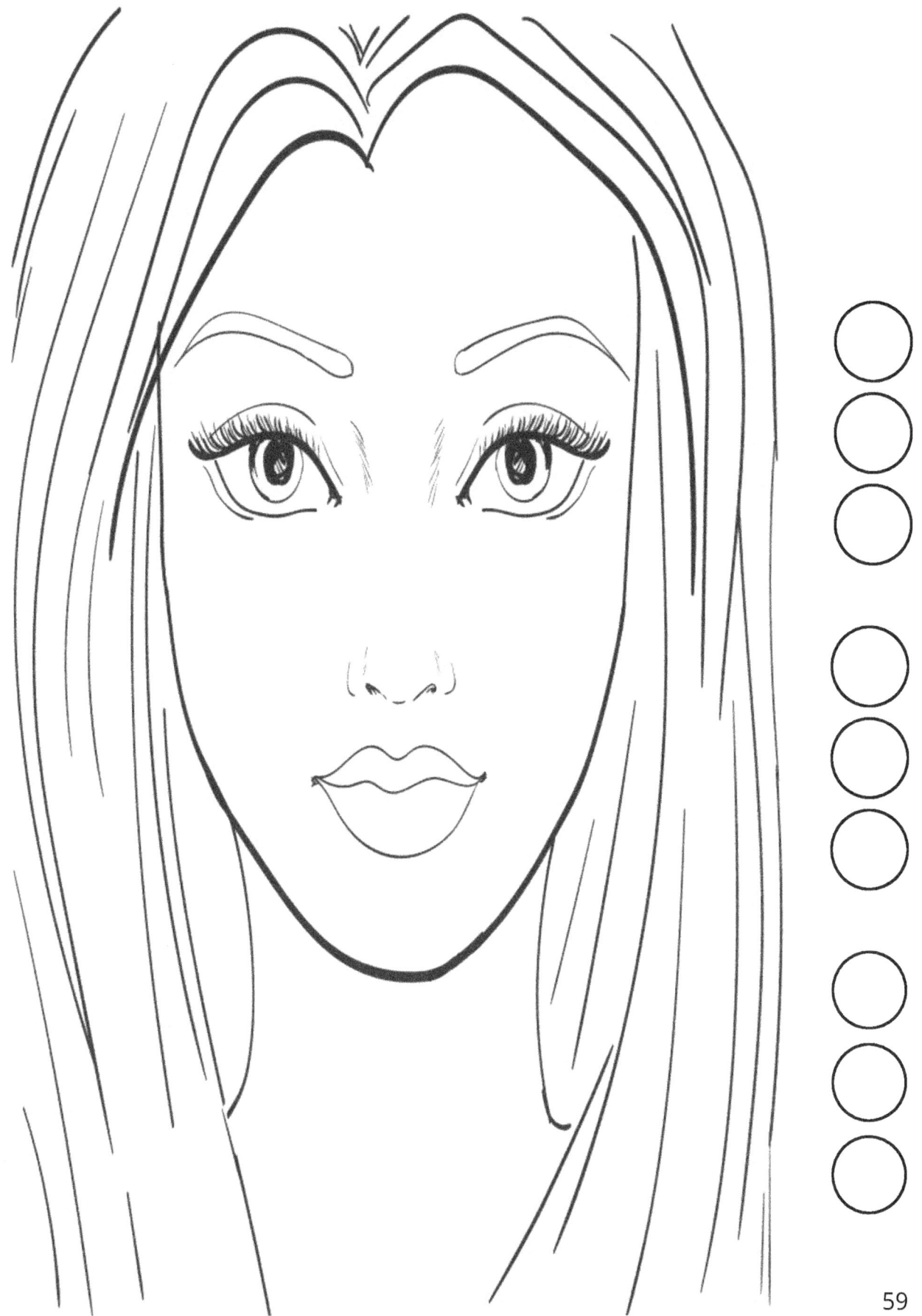

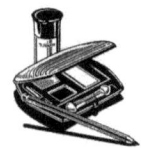 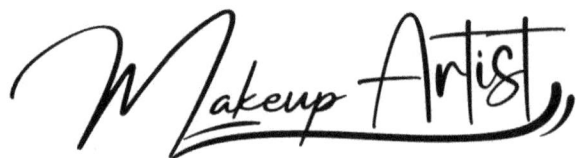

Focus Yeux & Sourcils

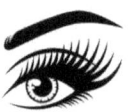

YEUX

- Base paupières : _____
- Fards à paupières : _____
- Eyeliner : _____
- Mascara : _____
- Faux cils : _____
- Sourcils : _____
- Enlumineur sourcils : _____

JOUES

- Contour : _____
- Blush : _____
- Enlumineur : _____

NOTES (Focus sur les yeux)

_____
_____
_____

Astuce pro : « *L'estompage est tout - plus la transition est douce, plus le rendu paraît professionnel.* »

_____
_____
_____

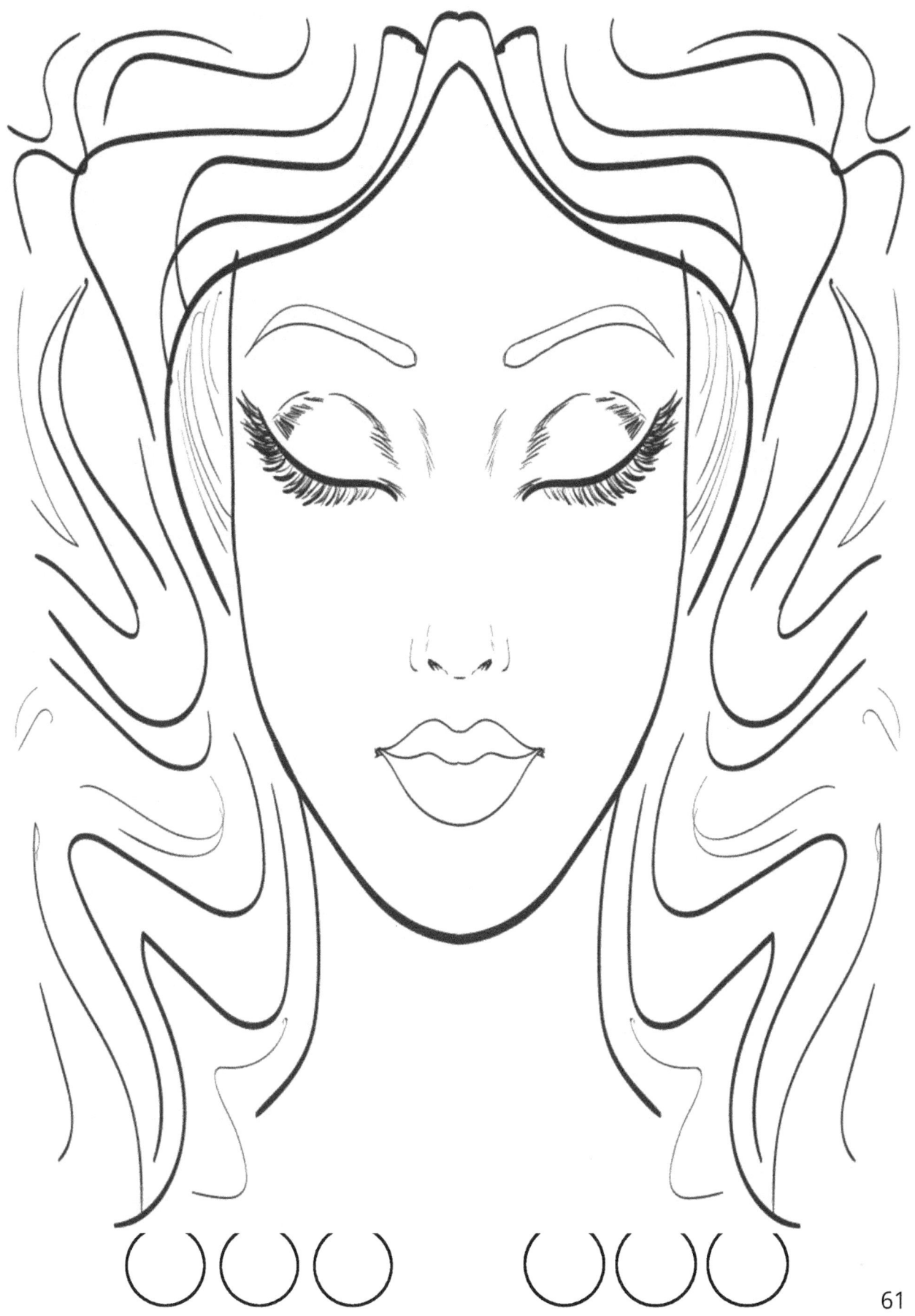

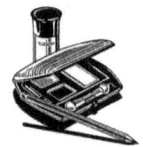 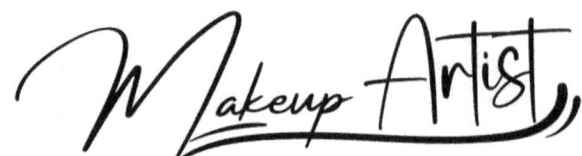

Focus Yeux & Sourcils

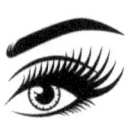

YEUX
- Base paupières : _____
- Fards à paupières : _____
- Eyeliner : _____
- Mascara : _____
- Faux cils : _____
- Sourcils : _____
- Enlumineur sourcils : _____

JOUES
- Contour : _____
- Blush : _____
- Enlumineur : _____

NOTES (Focus sur les yeux)
_____
_____
_____

Astuce pro : « L'estompage est tout - plus la transition est douce, plus le rendu paraît professionnel. »

_____
_____
_____

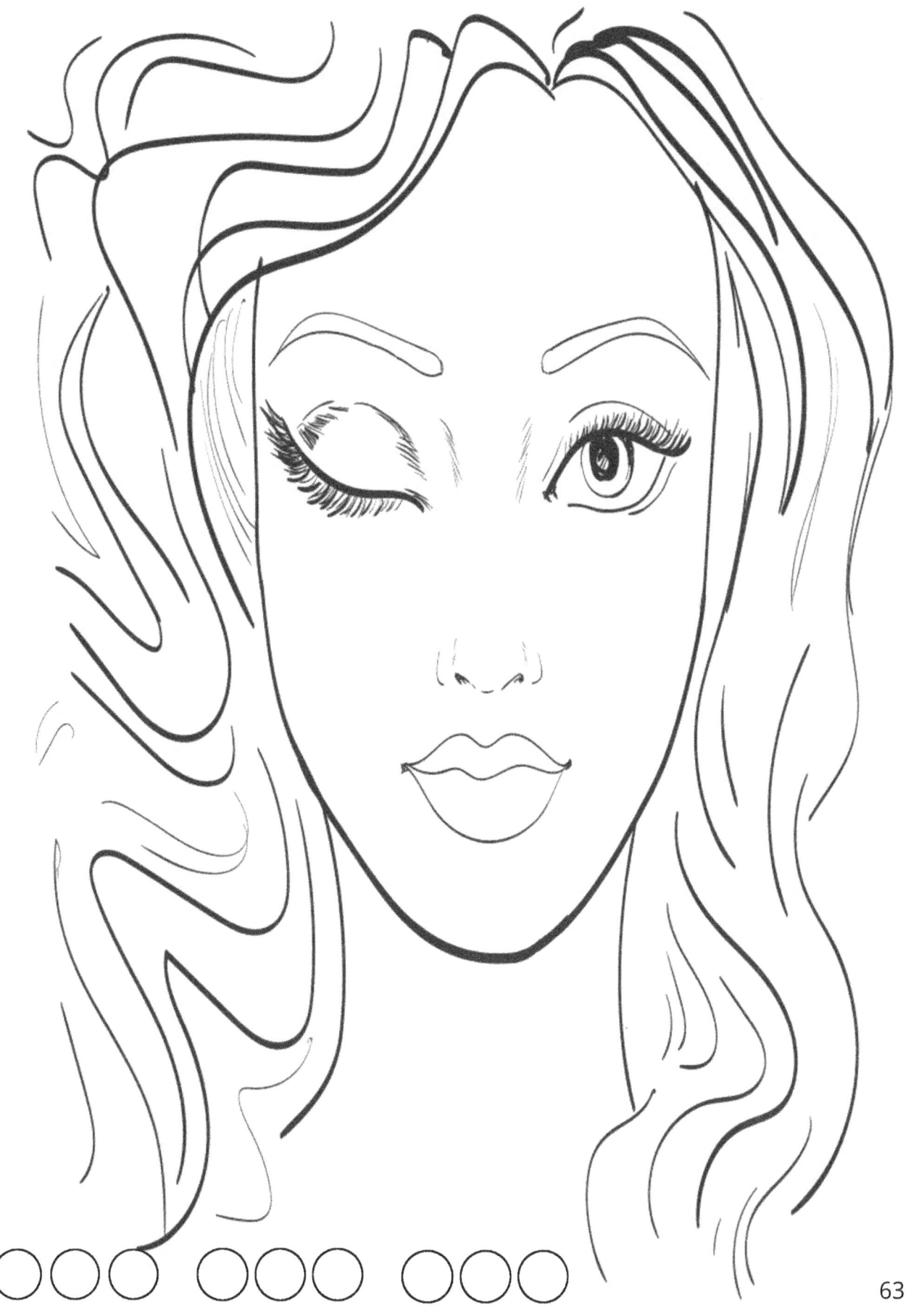

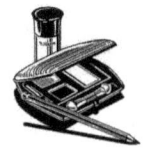 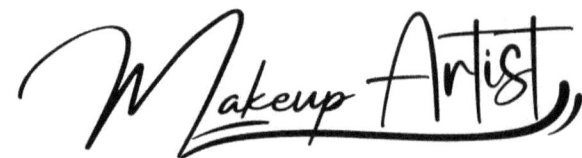

Focus Yeux & Sourcils

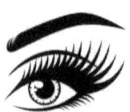

YEUX
- Base paupières : _____
- Fards à paupières : _____
- Eyeliner : _____
- Mascara : _____
- Faux cils : _____
- Sourcils : _____
- Enlumineur sourcils : _____

JOUES
- Contour : _____
- Blush : _____
- Enlumineur : _____

NOTES (Focus sur les yeux)
_____
_____
_____

Astuce pro : « L'estompage est tout - plus la transition est douce, plus le rendu paraît professionnel. »

_____
_____

Vos notes & photos d'inspiration

Ceci est votre galerie personnelle. Mettez en valeur votre look avec une photo et réfléchissez aux techniques qui ont le mieux fonctionné.

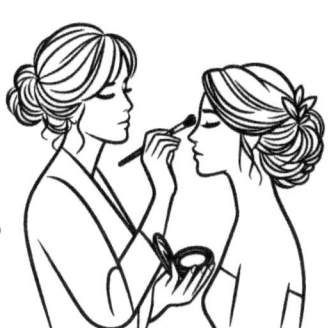

Pistes de réflexion :

- Quelle partie du look s'est le plus démarquée ?
- Ai-je découvert une nouvelle technique ou astuce ?
- Porterais-je ce look à nouveau ?

Astuce pro : *Chaque galerie s'agrandit avec la pratique - continuez d'y ajouter des chefs-d'œuvre.*

Guide pratique & Notes de maquillage

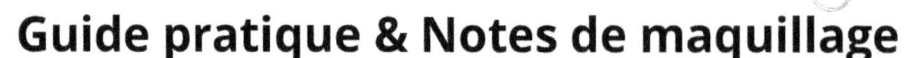

Voici votre espace sûr. Aucun jugement, aucune règle - juste de l'exploration. Chaque essai apporte plus de confiance et de maîtrise de votre art.

Comment utiliser cette page :
- **Expérimenter -** Brisez les règles : lèvres audacieuses avec yeux audacieux, ou formes inhabituelles.
- **Observer -** Remarquez comment des choix non conventionnels peuvent rester équilibrés.
- **Améliorer -** Notez un risque qui vaut la peine d'être repris.
- **Assumer -** La confiance rend même les looks imparfaits éclatants.

Réflexion & Notes :
- Quel choix audacieux a mieux fonctionné que prévu ?
- Qu'ajusterais-je pour garder l'équilibre ?
- Me suis-je surpris(e) aujourd'hui ?

Astuce pro : *Parfois, « trop » devient parfait lorsqu'il est porté avec confiance.*

_____

_____

_____

_____

_____

_____

_____

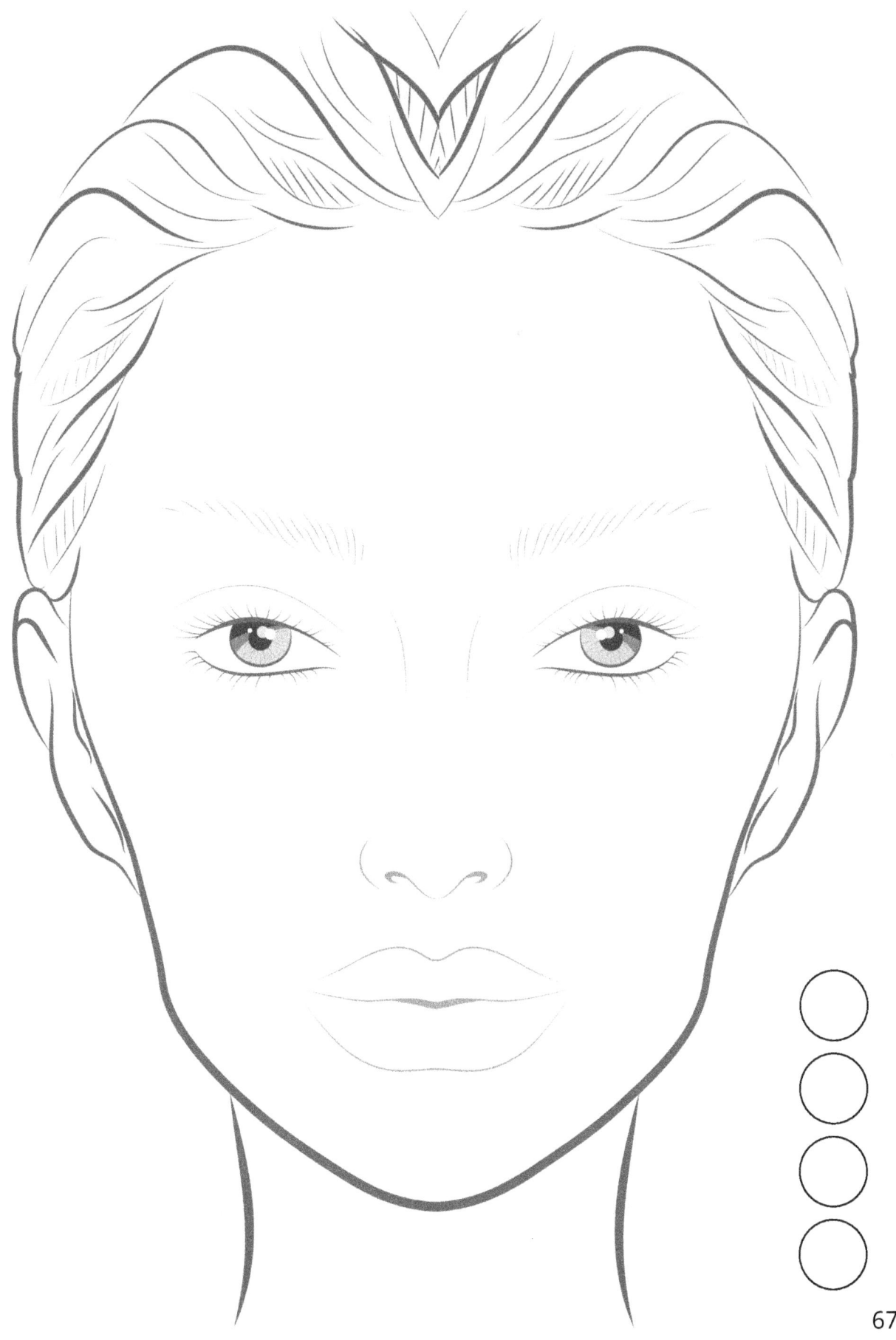

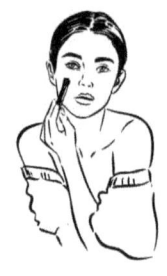
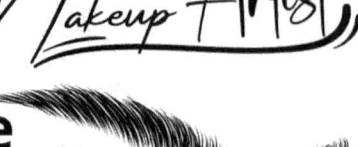

Focus Peau & Visage

PRÉPARATION DE LA PEAU

- Tonique : _____
- Essence/Sérum : _____
- Crème contour des yeux : _____
- Crème hydratante : _____
- Crème solaire : _____
- Soin spécial : _____

VISAGE

- Base (Primer) : _____
- Fond de teint : _____
- Correcteur : _____
- Poudre : _____
- Spray fixateur : _____

NOTES (Focus sur la peau & le teint)
_____
_____
_____

Astuce pro : « Une peau préparée et hydratée est la véritable toile - ne sautez jamais l'hydratation. »
_____
_____

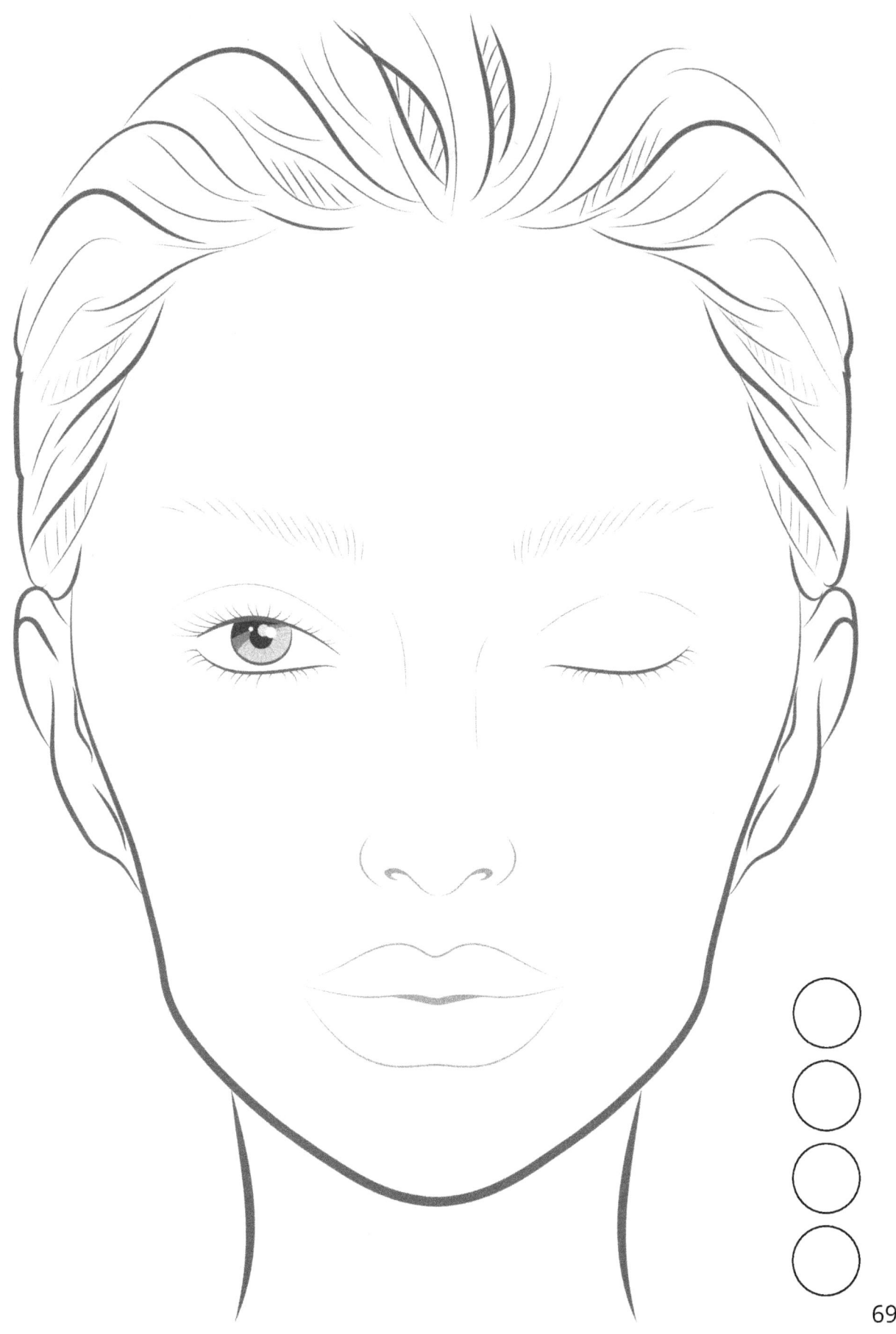

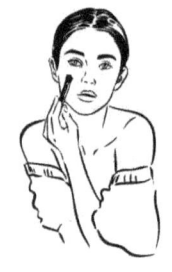
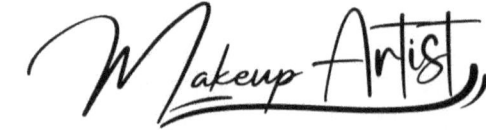

Focus Peau & Visage

PRÉPARATION DE LA PEAU
- Tonique : _____
- Essence/Sérum : _____
- Crème contour des yeux : _____
- Crème hydratante : _____
- Crème solaire : _____
- Soin spécial : _____

VISAGE
- Base (Primer) : _____
- Fond de teint : _____
- Correcteur : _____
- Poudre : _____
- Spray fixateur : _____

NOTES (Focus sur la peau & le teint)
_____
_____
_____

Astuce pro : « Une peau préparée et hydratée est la véritable toile - ne sautez jamais l'hydratation. »
_____
_____

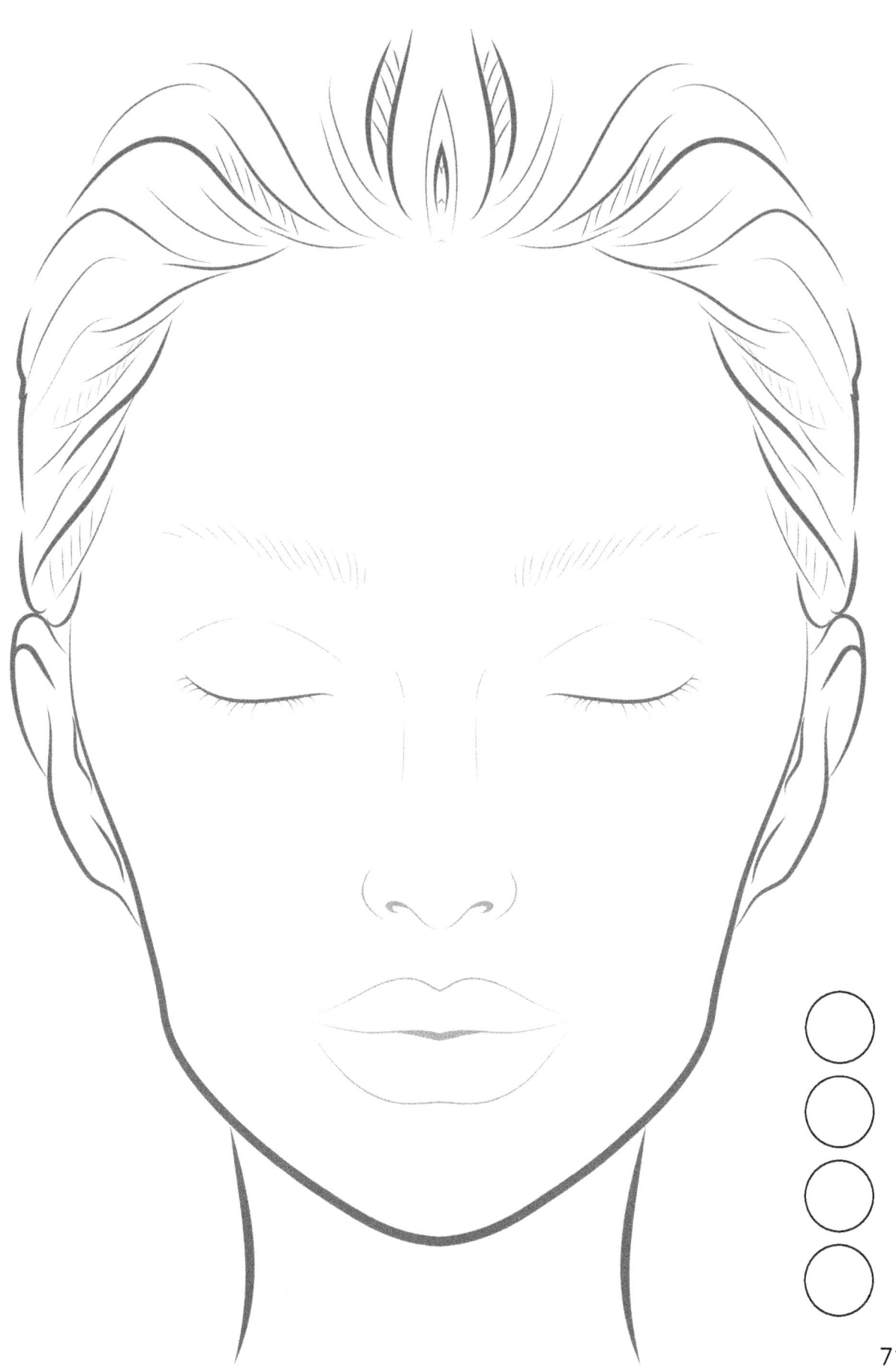

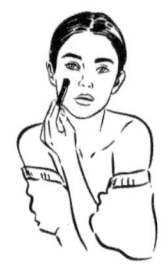 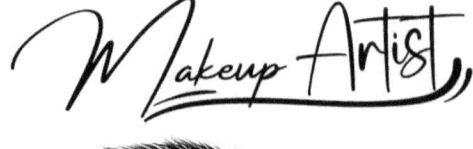

Focus Peau & Visage

PRÉPARATION DE LA PEAU
- Tonique : _____
- Essence/Sérum : _____
- Crème contour des yeux : _____
- Crème hydratante : _____
- Crème solaire : _____
- Soin spécial : _____

VISAGE
- Base (Primer) : _____
- Fond de teint : _____
- Correcteur : _____
- Poudre : _____
- Spray fixateur : _____

NOTES (Focus sur la peau & le teint)
_____
_____
_____

Astuce pro : « Une peau préparée et hydratée est la véritable toile - ne sautez jamais l'hydratation. »
_____
_____

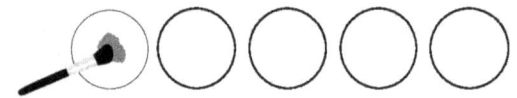 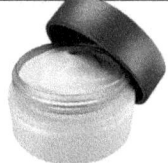 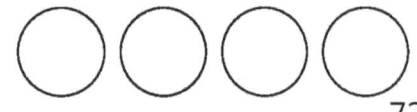

Vos notes & photos d'inspiration

Ceci est votre galerie personnelle. Mettez en valeur votre look avec une photo et réfléchissez aux techniques qui ont le mieux fonctionné.

Pistes de réflexion :

- Quelle partie du look s'est le plus démarquée ?
- Ai-je découvert une nouvelle technique ou astuce ?
- Porterais-je ce look à nouveau ?

Astuce pro : *Chaque galerie s'agrandit avec la pratique - continuez d'y ajouter des chefs-d'œuvre.*

_____
_____
_____
_____
_____
_____
_____
_____
_____

Guide pratique & Notes de maquillage

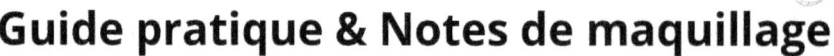

Votre art évolue ici. Considérez cette page comme le journal de votre parcours créatif - chaque note, croquis et look construit votre style personnel.

Comment utiliser cette page :
- **Expérimenter -** Reproduisez une tendance que vous admirez.
- **Observer -** Comparez votre version avec la référence.
- **Améliorer -** Adaptez les étapes à vos propres traits.
- **Personnaliser -** Les tendances ne sont que des suggestions ; le style est personnel.

Réflexion & Notes :
- Quelle tendance ai-je essayée aujourd'hui ?
- Qu'est-ce qui m'allait le mieux ?
- Comment l'ai-je adaptée à mon style ?

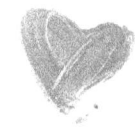

Astuce pro : *Ne suivez pas seulement les tendances - réinventez-les avec votre propre voix.*

_____

_____

_____

_____

_____

_____

_____

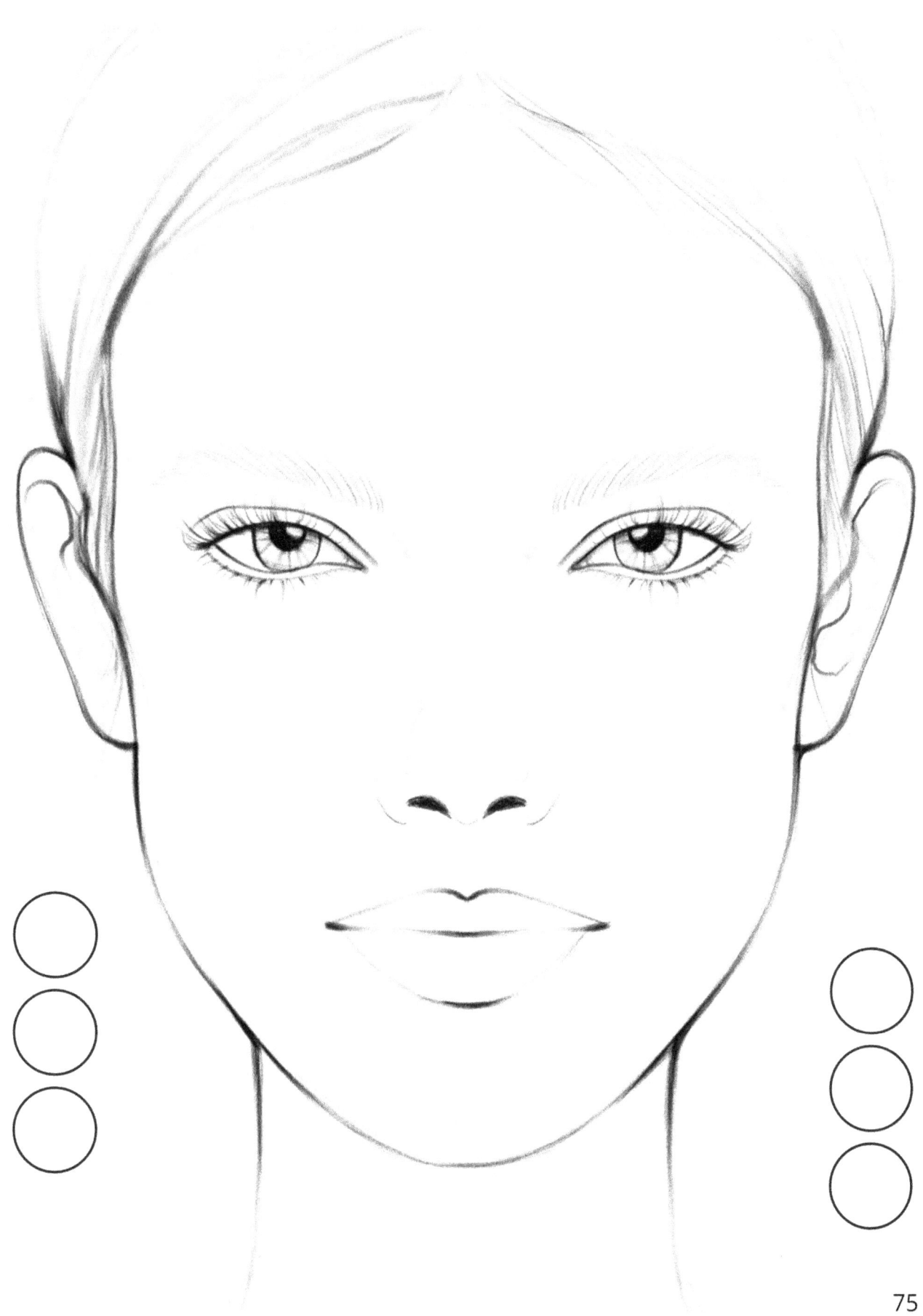

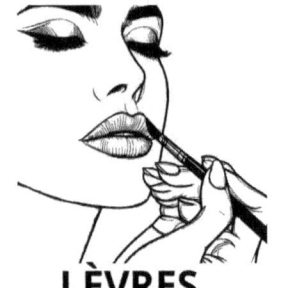

Focus Lèvres & Joues

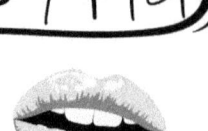

LÈVRES
- Baume à lèvres : _____
- Crayon à lèvres : _____
- Rouge à lèvres : _____
- Gloss : _____

JOUES
- Contour : _____
- Bronzer : _____
- Blush : _____
- Enlumineur : _____

YEUX (Notes rapides)
- Mascara : _____
- Sourcils : _____

NOTES (Focus sur lèvres & joues)
_____
_____
_____

Astuce pro : « Lèvres audacieuses ou joues éclatantes - choisissez une caractéristique à mettre en avant et laissez-la guider le look. »

_____
_____

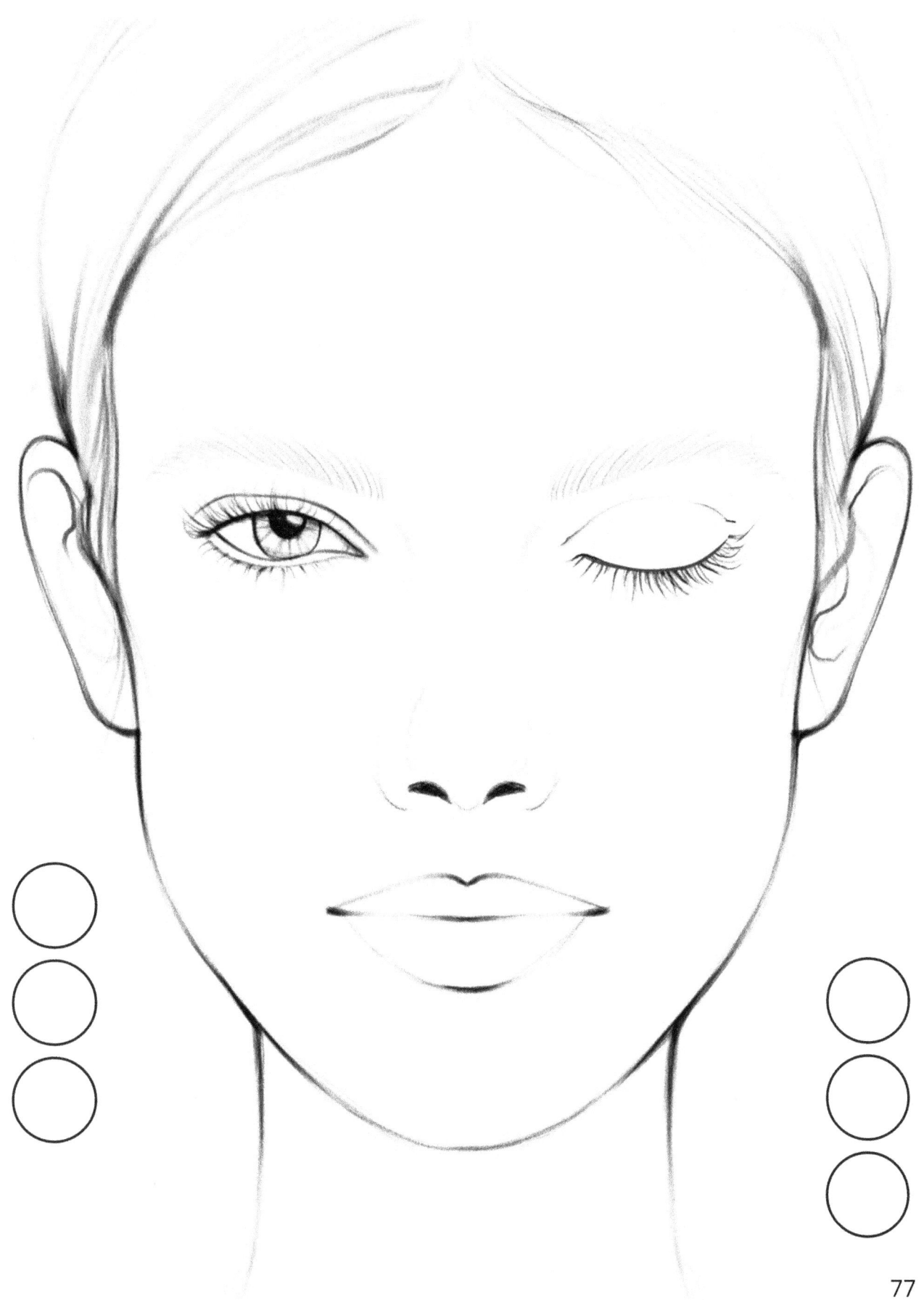

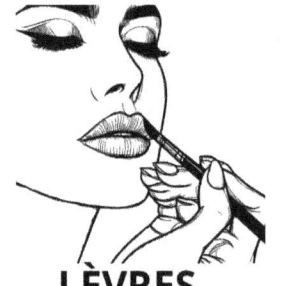 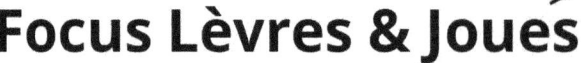

Focus Lèvres & Joues

LÈVRES
- Baume à lèvres : _____
- Crayon à lèvres : _____
- Rouge à lèvres : _____
- Gloss : _____

JOUES
- Contour : _____
- Bronzer : _____
- Blush : _____
- Enlumineur : _____

YEUX (Notes rapides)
- Mascara : _____
- Sourcils : _____

NOTES (Focus sur lèvres & joues)
_____
_____
_____

Astuce pro : « Lèvres audacieuses ou joues éclatantes - choisissez une caractéristique à mettre en avant et laissez-la guider le look. »

_____
_____

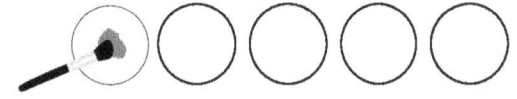 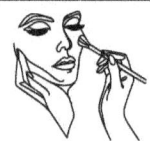 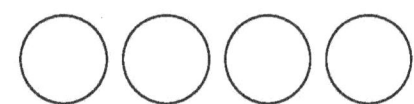

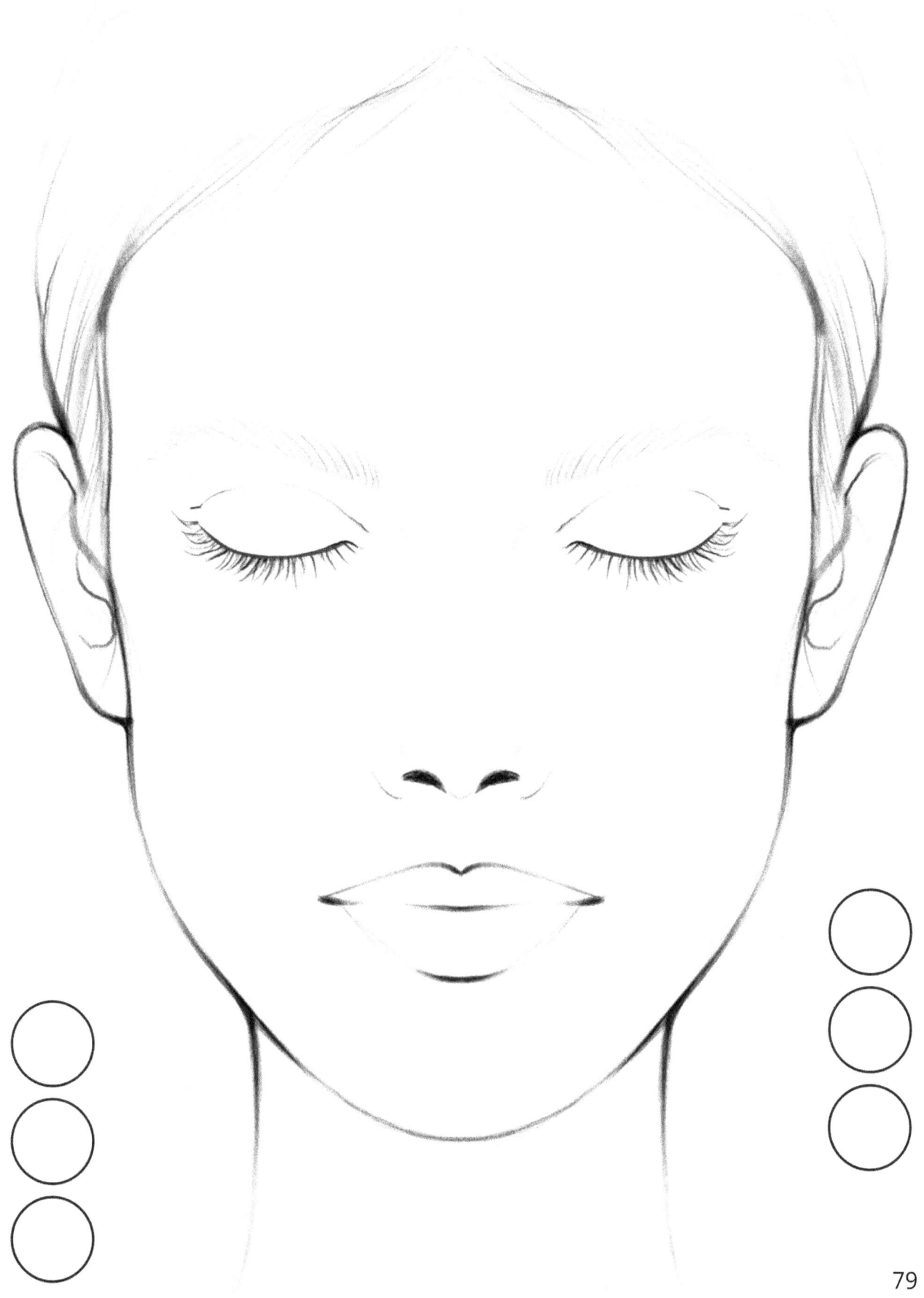

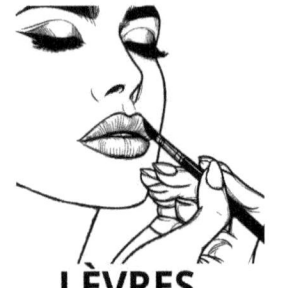 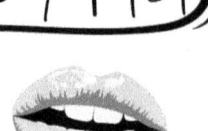

Focus Lèvres & Joues

LÈVRES
- Baume à lèvres : _____
- Crayon à lèvres : _____
- Rouge à lèvres : _____
- Gloss : _____

JOUES
- Contour : _____
- Bronzer : _____
- Blush : _____
- Enlumineur : _____

YEUX (Notes rapides)
- Mascara : _____
- Sourcils : _____

NOTES (Focus sur lèvres & joues)
_____
_____
_____

Astuce pro : « Lèvres audacieuses ou joues éclatantes - choisissez une caractéristique à mettre en avant et laissez-la guider le look. »

_____
_____

Vos notes & photos d'inspiration

Considérez cette page comme votre espace « avant & après ». Ajoutez une photo, un croquis ou un collage et notez ce qui a transformé votre look de simple à éblouissant.

Pistes de réflexion :

- Quelle a été ma plus grande amélioration cette fois-ci ?
- Ai-je essayé quelque chose en dehors de ma zone de confort ?
- Quelle réaction ai-je reçue des autres ?

Astuce pro : *Parfois, le meilleur retour est la confiance que vous ressentez à l'intérieur.*

_____
_____
_____
_____
_____
_____
_____
_____

Guide pratique & Notes de maquillage

La persévérance construit la maîtrise. Certains jours, votre look ne ressortira pas comme prévu - et c'est parfaitement normal. Cette page sert aussi à apprendre de ces journées.

Comment utiliser cette page :
- **Expérimenter -** Refaire un look qui n'avait pas fonctionné auparavant.
- **Observer -** Repérer la différence entre le résultat d'aujourd'hui et celui du passé.
- **Améliorer -** Ajuster un petit détail à la fois.
- **Célébrer -** Les progrès se voient quand on regarde en arrière.

Réflexion & Notes :

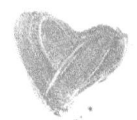

- Qu'est-ce qui s'est amélioré depuis la dernière tentative ?
- Qu'est-ce qui reste difficile ?
- Qu'ai-je apprécié davantage cette fois-ci ?

Astuce pro *: La croissance se manifeste quand les erreurs d'hier deviennent les forces d'aujourd'hui.*

_____

_____

_____

_____

_____

_____

_____

Nom du look

_____

Soirée
Jour

Visage

Crème hydratante

_____

Correcteur

_____

Fond de teint

_____

Enlumineur / Blush

_____

Yeux

Sourcils

_____

Paupière

_____

Eyeliner

_____

Creux (crease)

_____

Mascara

_____

Lèvres

Crayon

_____

Rouge à lèvres

_____

Gloss

Notes

Nom du look

_____

Soirée
Jour

Visage

Crème hydratante

_____

Correcteur

_____

Fond de teint

_____

Enlumineur / Blush

_____

Yeux

Sourcils

_____

Paupière

_____

Eyeliner

_____

Creux (crease)

_____

Mascara

_____

Lèvres

Crayon

_____

Rouge à lèvres

_____

Gloss

_____

Notes

Nom du look

_____

Soirée
Jour

Visage

Crème hydratante

_____

Correcteur

_____

Fond de teint

_____

Enlumineur / Blush

_____

Yeux

Sourcils

_____

Paupière

_____

Eyeliner

_____

Creux (crease)

_____

Mascara

_____

Lèvres

Crayon

_____

Rouge à lèvres

_____

Gloss

_____

Notes

85

Vos notes & photos d'inspiration

Considérez cette page comme votre espace « avant & après ». Ajoutez une photo, un croquis ou un collage et notez ce qui a transformé votre look de simple à éblouissant.

Pistes de réflexion :

- Quelle a été ma plus grande amélioration cette fois-ci ?
- Ai-je essayé quelque chose en dehors de ma zone de confort ?
- Quelle réaction ai-je reçue des autres ?

Astuce pro : *Parfois, le meilleur retour est la confiance que vous ressentez à l'intérieur.*

_____

_____

_____

_____

_____

_____

_____

_____

Guide pratique & Notes de maquillage

Chaque chef-d'œuvre commence par la pratique. Utilisez cette page comme votre laboratoire créatif - un espace sûr pour expérimenter, tenter des looks audacieux et apprendre de chaque coup de pinceau. Chaque essai, parfait ou imparfait, vous rapproche de la maîtrise.

Comment utiliser cette page :
- **Expérimenter -** Jouez avec différents produits, nuances et textures.
- **Observer -** Faites attention à l'estompage, à l'équilibre et à la symétrie.
- **Améliorer -** Notez ce qui a bien fonctionné et ce que vous affineriez la prochaine fois.
- **Oser -** Ne vous retenez pas ! Le maquillage, c'est la liberté, pas les règles.

Réflexion & Notes :
- Quelle nouvelle technique ai-je explorée aujourd'hui ?
- Quelle partie du look a le mieux réussi ?
- Que pourrais-je ajuster pour l'améliorer encore ?

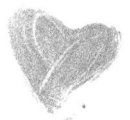

Astuce pro : *Le progrès est plus important que la perfection. Chaque page remplie est une preuve de votre évolution en tant qu'artiste.*

_____

_____

_____

_____

_____

_____

_____

Nom du look

_____

Soirée
Jour

Visage

Crème hydratante

_____

Correcteur

_____

Fond de teint

_____

Enlumineur / Blush

_____

Yeux

Sourcils

_____

Paupière

_____

Eyeliner

_____

Creux (crease)

_____

Mascara

_____

Lèvres

Crayon

_____

Rouge à lèvres

_____

Gloss

_____

Notes

Nom du look

_____

Soirée
Jour

Visage

Crème hydratante

_____

Correcteur

_____

Fond de teint

_____

Enlumineur / Blush

_____

Yeux

Sourcils

_____

Paupière

_____

Eyeliner

_____

Creux (crease)

_____

Mascara

_____

Lèvres

Crayon

_____

Rouge à lèvres

_____

Gloss

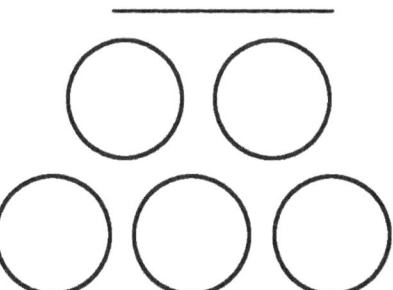

Notes

Nom du look

_____

Soirée
Jour

Visage

Crème hydratante

_____

Correcteur

_____

Fond de teint

_____

Enlumineur / Blush

_____

Yeux

Sourcils

_____

Paupière

_____

Eyeliner

_____

Creux (crease)

_____

Mascara

_____

Lèvres

Crayon

_____

Rouge à lèvres

_____

Gloss

_____

Notes

Vos notes & photos d'inspiration

Capturez la beauté que vous avez créée aujourd'hui. Utilisez cette page comme un journal - un mélange d'images, de notes et d'émotions.

Pistes de réflexion :

- Quelle humeur ce look exprime-t-il ?
- Quel produit a été le « héros » du look ?
- Qu'ai-je appris sur mon style aujourd'hui ?

Astuce pro : *Votre style est le reflet de votre parcours - chaque page ajoute un nouveau chapitre.*

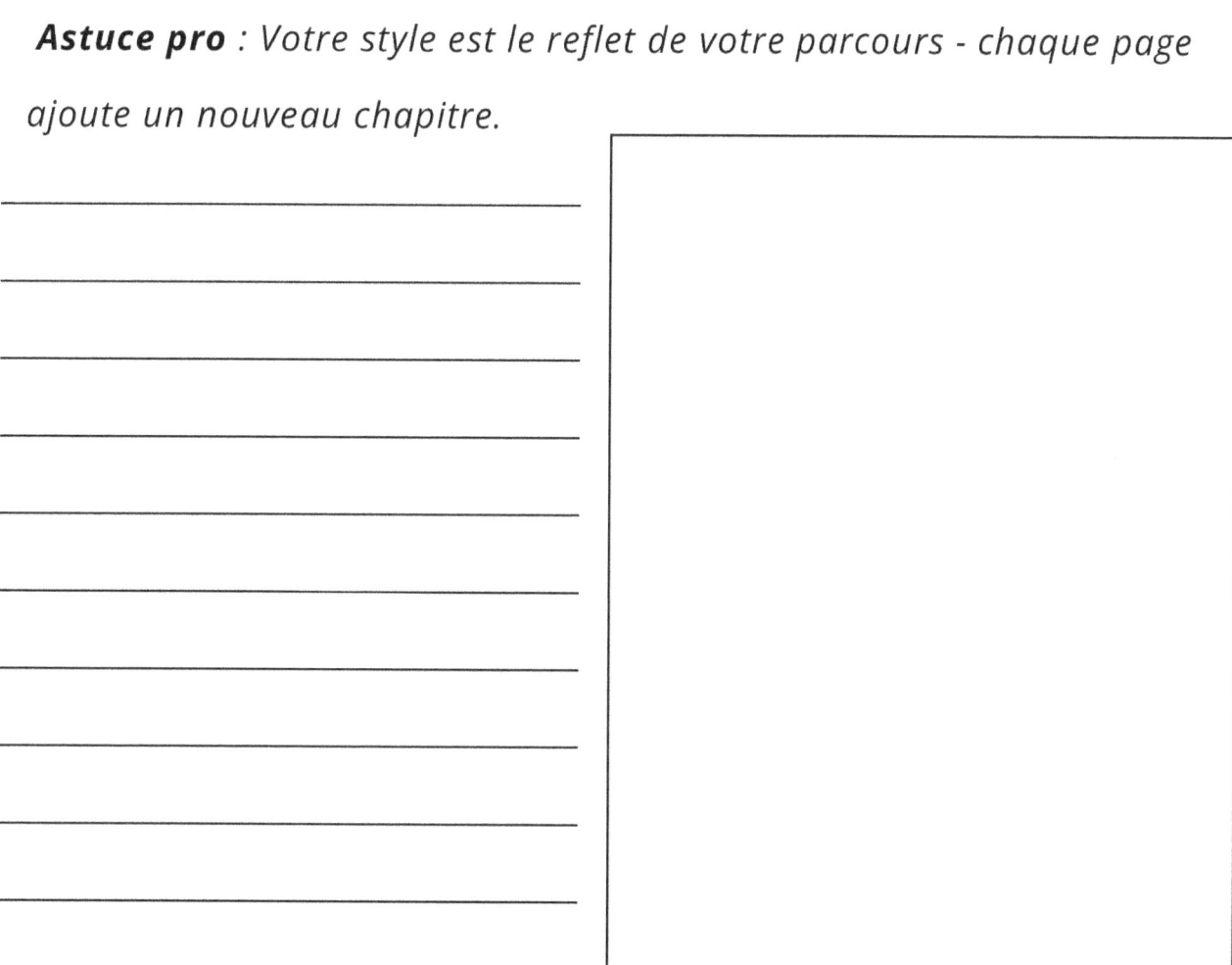

Guide pratique & Notes de maquillage

Vos mains racontent votre histoire. Chaque coup de pinceau laisse une trace de votre créativité, de votre goût et de votre évolution. Utilisez cette page pour la capturer.

Comment utiliser cette page :
- **Expérimenter -** Concentrez-vous sur les textures : mat, irisé, métallique, glossy.
- **Observer -** Voyez comment les finis transforment l'ensemble du look.
- **Améliorer -** Notez quels finis conviennent le mieux à quelles occasions.
- **Raffiner -** Construisez un style signature par la répétition.

Réflexion & Notes :
- Quelle texture m'a le plus impressionné(e) aujourd'hui ?
- Quel fini a fait ressortir le look ?
- Quelle texture mélangerais-je différemment la prochaine fois ?

Astuce pro : Le fini compte - la même couleur en mat ou en irisé peut créer deux ambiances complètement différentes.

_____

_____

_____

_____

_____

_____

_____

Nom du look

_____

Soirée
Jour

Visage

Crème hydratante

_____

Correcteur

_____

Fond de teint

_____

Enlumineur / Blush

_____

Yeux

Sourcils

_____

Paupière

_____

Eyeliner

_____

Creux (crease)

_____

Mascara

_____

Lèvres

Crayon

_____

Rouge à lèvres

_____

Gloss

_____

Notes

Nom du look

_____

Soirée
Jour

Visage

Crème hydratante

_____

Correcteur

_____

Fond de teint

_____

Enlumineur / Blush

_____

Yeux

Sourcils

_____

Paupière

_____

Eyeliner

_____

Creux (crease)

_____

Mascara

_____

Lèvres

Crayon

_____

Rouge à lèvres

_____

Gloss

_____

Notes

Nom du look

_____

Soirée
Jour

Visage

Crème hydratante

_____

Correcteur

_____

Fond de teint

_____

Enlumineur / Blush

_____

Yeux

Sourcils

_____

Paupière

_____

Eyeliner

_____

Creux (crease)

_____

Mascara

_____

Lèvres

Crayon

_____

Rouge à lèvres

_____

Gloss

_____

Notes

Vos notes & photos d'inspiration

Capturez la beauté que vous avez créée aujourd'hui. Utilisez cette page comme un journal - un mélange d'images, de notes et d'émotions.

Pistes de réflexion :

- Quelle humeur ce look exprime-t-il ?
- Quel produit a été le « héros » du look ?
- Qu'ai-je appris sur mon style aujourd'hui ?

Astuce pro : *Votre style est le reflet de votre parcours - chaque page ajoute un nouveau chapitre.*

Guide pratique & Notes de maquillage

Le voyage ne s'arrête jamais. Cette page est une nouvelle étape dans votre évolution artistique. Considérez-la comme un rappel que chaque nouveau look est un nouveau départ.

Comment utiliser cette page :
- **Expérimenter** - Essayez de recréer un look de célébrité ou d'influenceur.
- **Observer** - Comparez votre version avec la photo d'inspiration.
- **Améliorer** - Trouvez des façons d'adapter le look à vos traits uniques.
- **S'amuser** - Rappelez-vous pourquoi vous avez commencé : la joie de créer.

Réflexion & Notes :
- Qui a inspiré mon look aujourd'hui ?
- Quelle partie correspondait le mieux à l'inspiration ?
- Comment l'ai-je personnalisé ?

Astuce pro : *L'inspiration n'est qu'une étincelle - votre art est la flamme.*

_____

_____

_____

_____

_____

_____

_____

_____

Nom du look

_____

Soirée
Jour

Visage

Crème hydratante

_____

Correcteur

_____

Fond de teint

_____

Enlumineur / Blush

_____

Yeux

Sourcils

_____

Paupière

_____

Eyeliner

_____

Creux (crease)

_____

Mascara

_____

Lèvres

Crayon

_____

Rouge à lèvres

_____

Gloss

_____

Notes

Nom du look

_____

Soirée
Jour

Visage

Crème hydratante

_____

Correcteur

_____

Fond de teint

_____

Enlumineur / Blush

_____

Yeux

Sourcils

_____

Paupière

_____

Eyeliner

_____

Creux (crease)

_____

Mascara

_____

Lèvres

Crayon

_____

Rouge à lèvres

_____

Gloss

_____

Notes

Nom du look

_____

Soirée
Jour

Visage

Crème hydratante

_____

Correcteur

_____

Fond de teint

_____

Enlumineur / Blush

_____

Yeux

Sourcils

_____

Paupière

_____

Eyeliner

_____

Creux (crease)

_____

Mascara

_____

Lèvres

Crayon

_____

Rouge à lèvres

_____

Gloss

_____

Notes

Vos notes & photos d'inspiration

Cette page est votre galerie créative. Utilisez-la pour suivre vos progrès, capturer vos looks préférés et réfléchir à votre parcours.

Ajoutez des selfies, photos d'inspiration ou découpages pour donner vie à vos créations !

Pistes de réflexion :
- Qu'est-ce qui a inspiré ce look ?
- Quels produits ou couleurs ont le mieux fonctionné ?
- Que ferais-je différemment la prochaine fois ?
- Comment me suis-je senti(e) en créant ce maquillage ?

Astuce : *Imprimez un selfie, un polaroïd ou même un découpage de magazine et collez-le ici. Comparez votre face chart avec le résultat réel !*

Guide pratique & Notes de maquillage

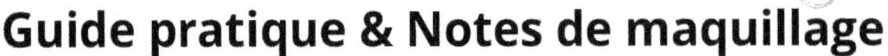

Chaque chef-d'œuvre commence par la pratique. Utilisez cette page comme votre laboratoire créatif - un espace sûr pour expérimenter, tenter des looks audacieux et apprendre de chaque coup de pinceau. Chaque essai, parfait ou imparfait, vous rapproche de la maîtrise.

Comment utiliser cette page :
- **Expérimenter** - Jouez avec différents produits, nuances et textures.
- **Observer -** Faites attention à l'estompage, à l'équilibre et à la symétrie.
- **Améliorer -** Notez ce qui a bien fonctionné et ce que vous affineriez la prochaine fois.
- **Oser -** Ne vous retenez pas ! Le maquillage, c'est la liberté, pas les règles.

Réflexion & Notes :
- Quelle nouvelle technique ai-je explorée aujourd'hui ?
- Quelle partie du look a le mieux réussi ?
- Que pourrais-je ajuster pour l'améliorer encore ?

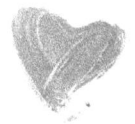

Astuce pro : Le progrès est plus important que la perfection. Chaque page remplie est une preuve de votre évolution en tant qu'artiste.

_____

_____

_____

_____

_____

Style de maquillage : _____ Type : _____
Fond de teint : _____ Durée : _____
Poudre : _____ Date : _____
Fard à joues : _____ Artiste : _____
Contour : _____ Événement : _____

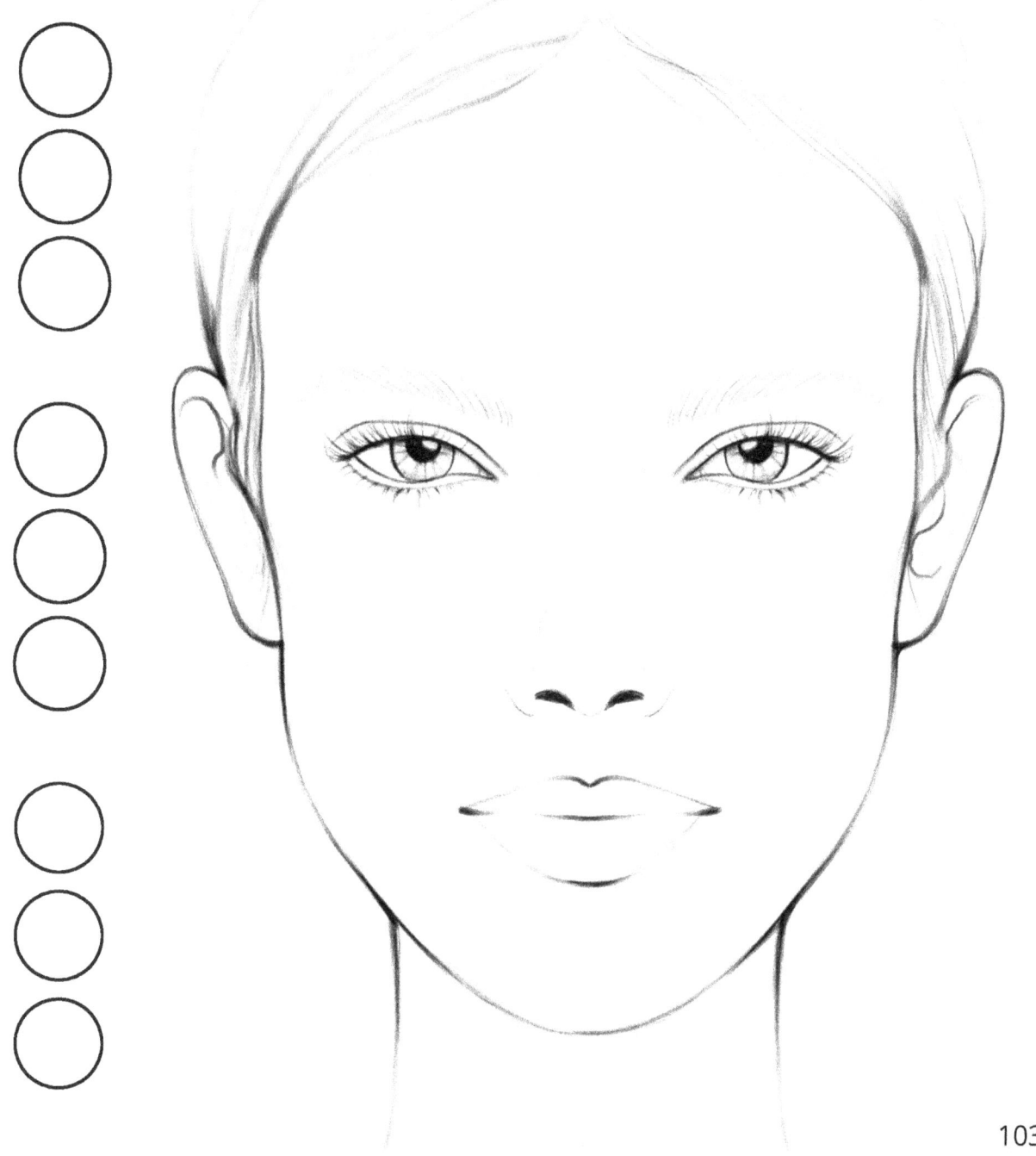

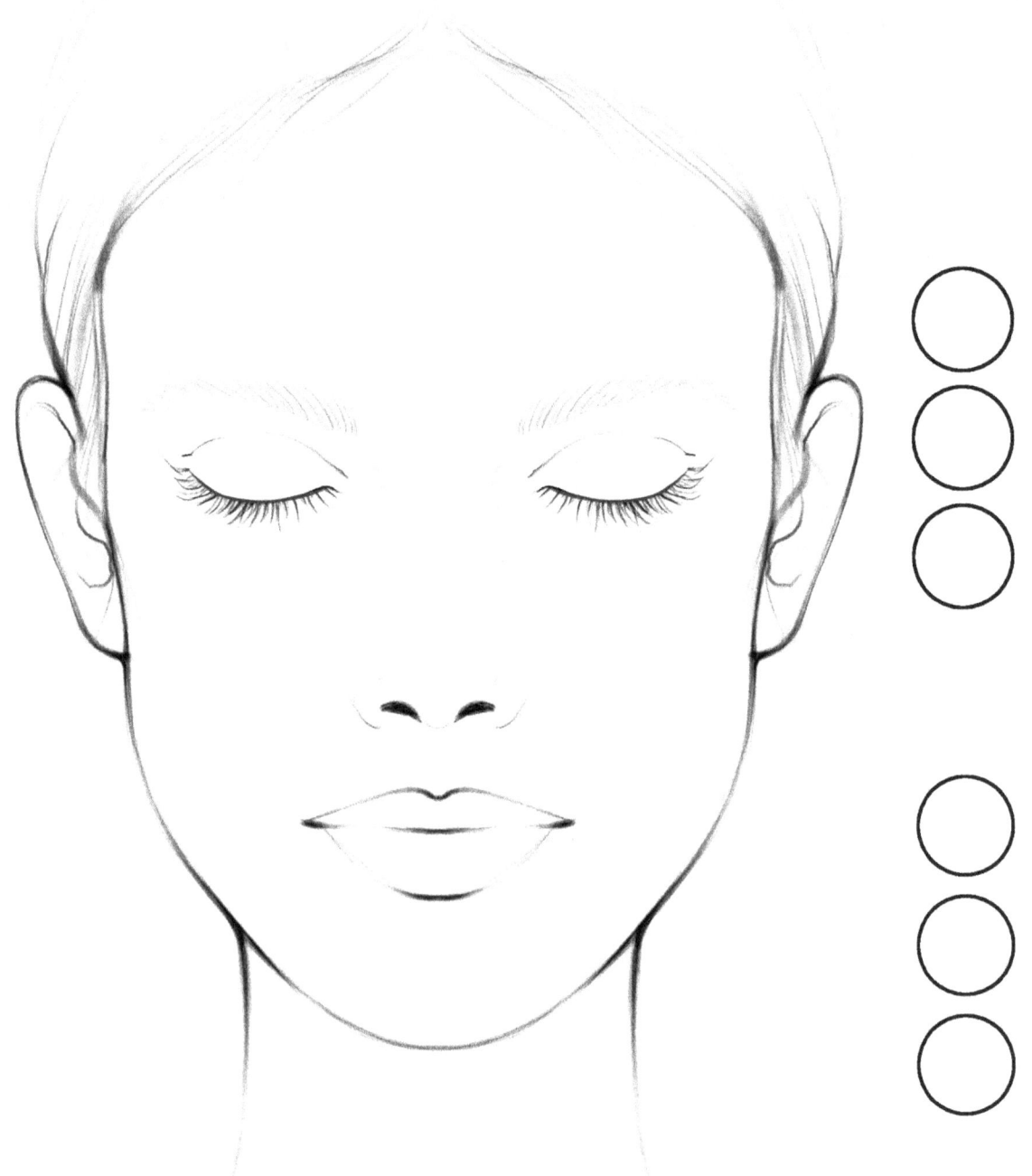

Style de maquillage :_____ Type :_____
Fond de teint :_____ Durée :_____
Poudre :_____ Date :_____
Fard à joues :_____ Artiste :_____
Contour :_____ Événement :___

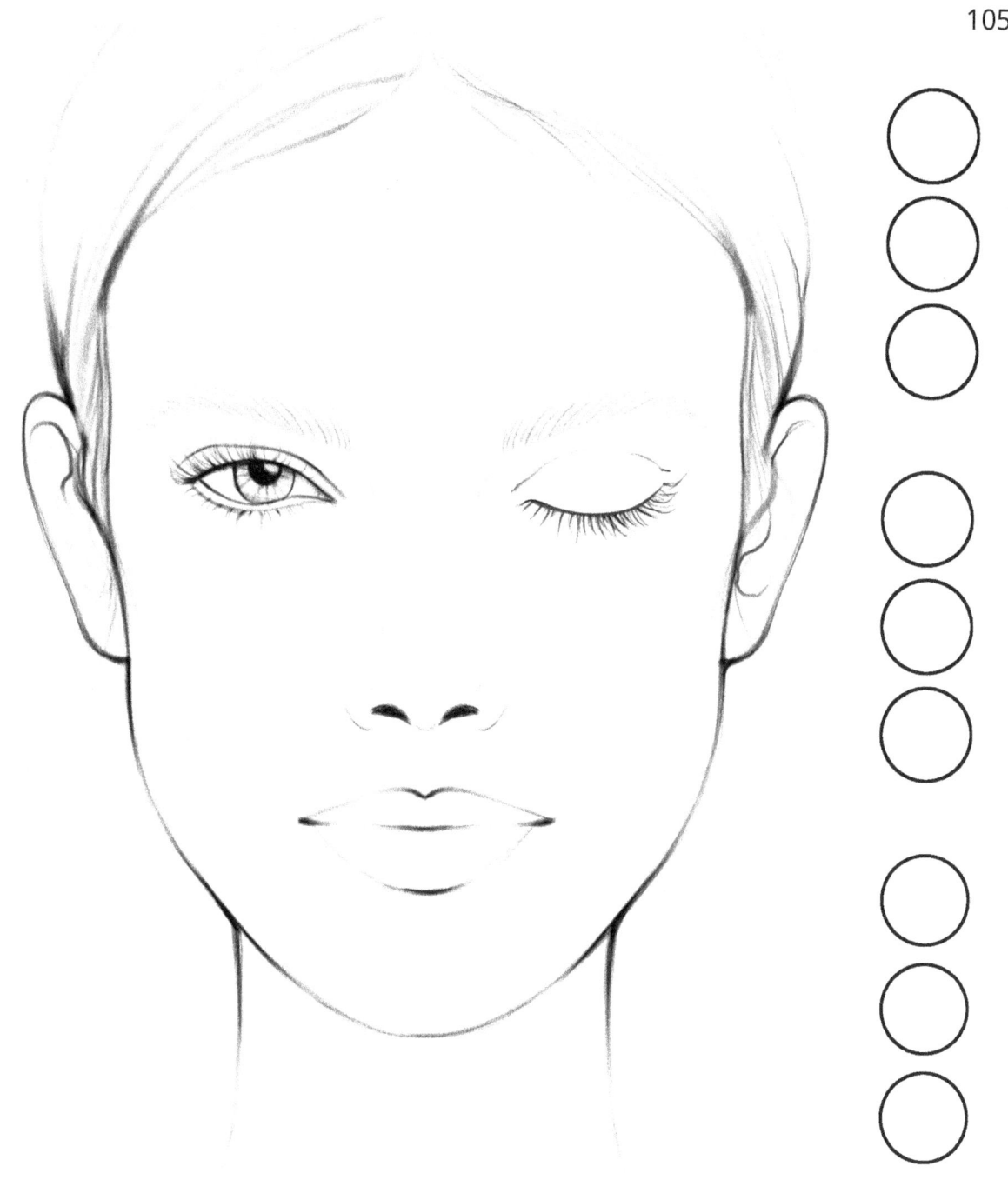

Style de maquillage : _____ Type : _____
Fond de teint : _____ Durée : _____
Poudre : _____ Date : _____
Fard à joues : _____ Artiste : _____
Contour : _____ Événement : _____

Style de maquillage : _____ Type : _____
Fond de teint : _____ Durée : _____
Poudre : _____ Date : _____
Fard à joues : _____ Artiste : _____
Contour : _____ Événement : _____

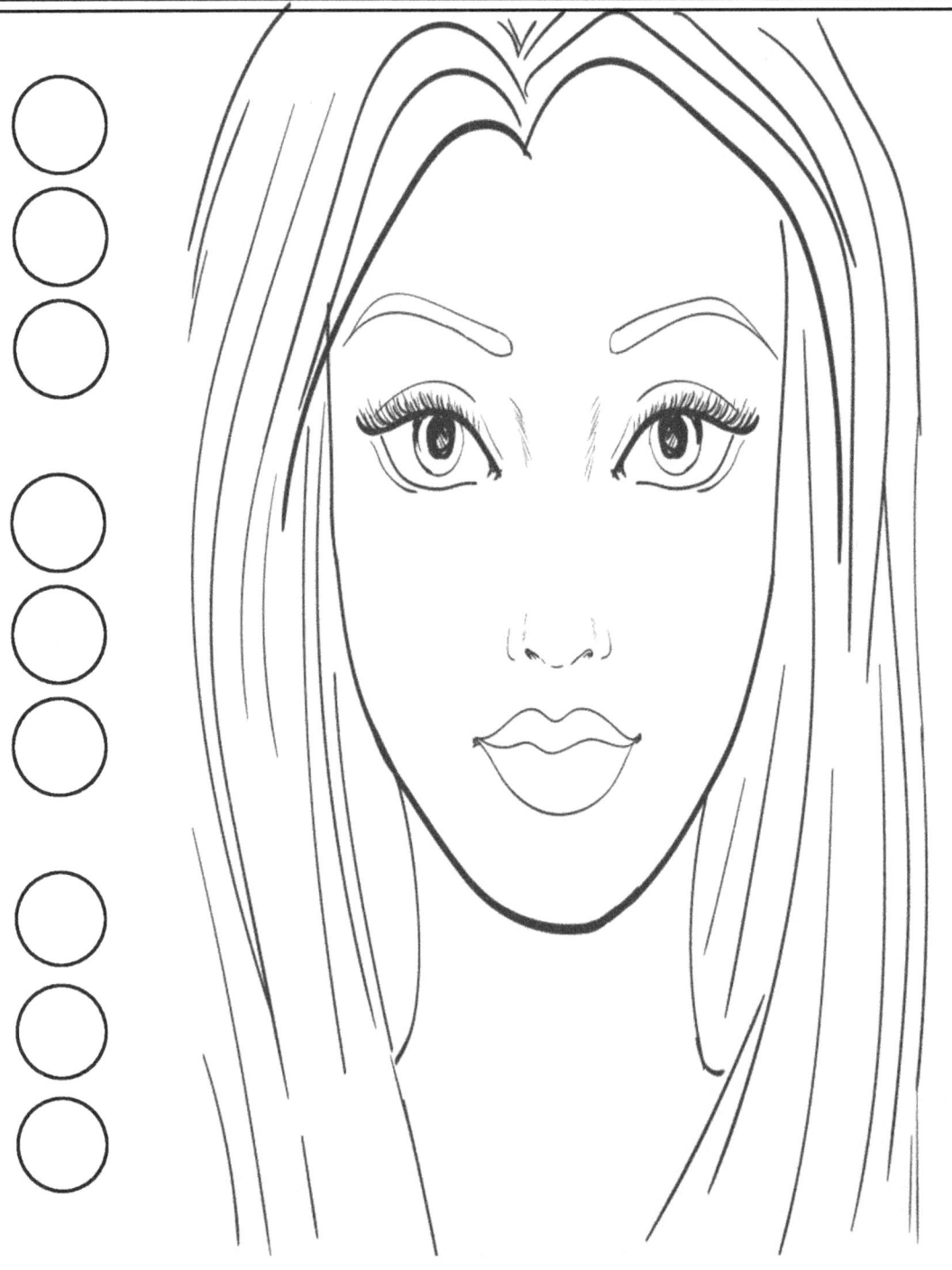

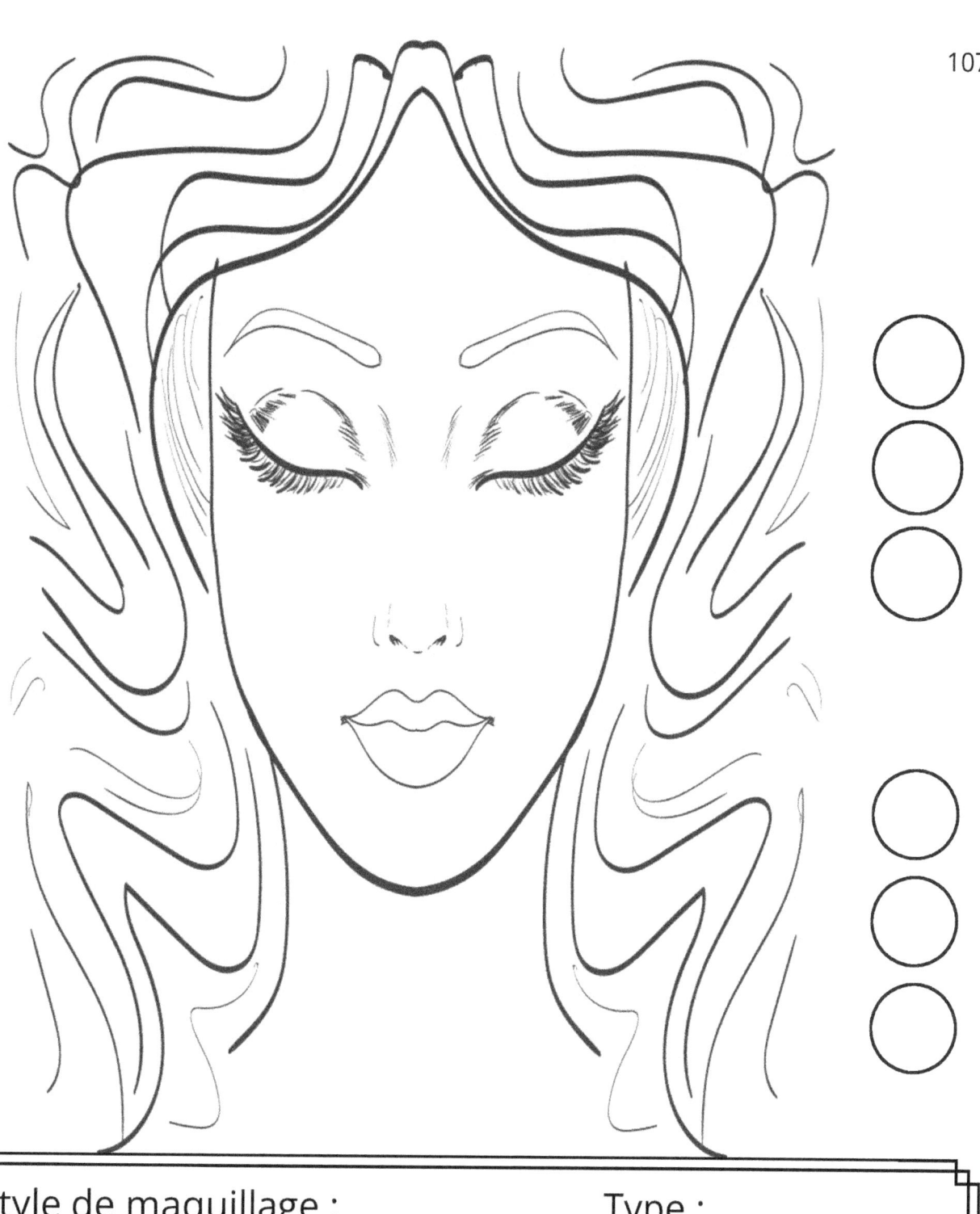

Style de maquillage : _____   Type : _____
Fond de teint : _____   Durée : _____
Poudre : _____   Date : _____
Fard à joues : _____   Artiste : _____
Contour : _____   Événement : _____

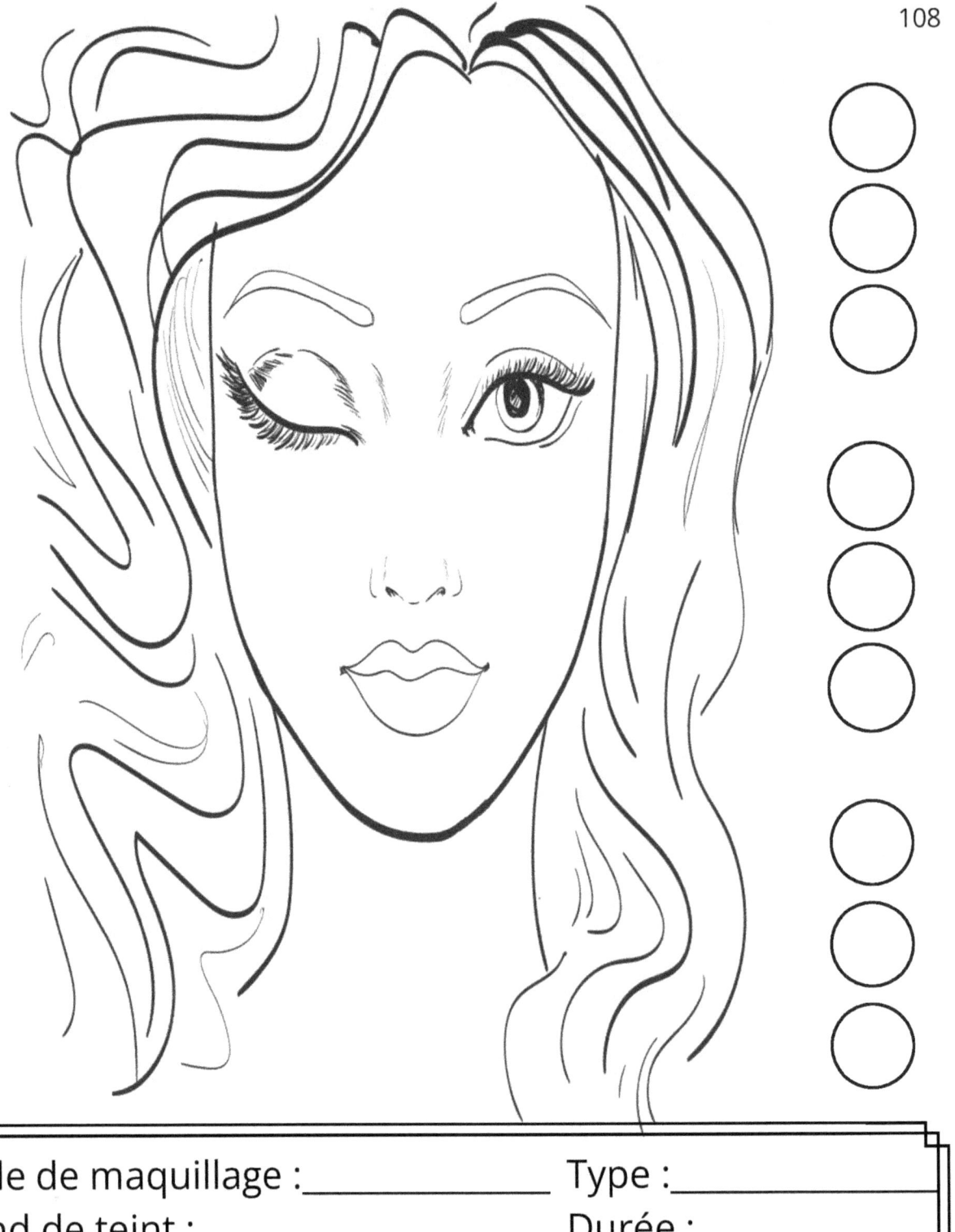

Style de maquillage :_____ Type :_____
Fond de teint :_____ Durée :_____
Poudre :_____ Date :_____
Fard à joues :_____ Artiste :_____
Contour :_____ Événement :_____

Checklist - Makeup Artist

Chaque artiste a besoin des bons outils. Utilisez cette checklist pour suivre vos produits essentiels. Cochez les cases au fur et à mesure que vous complétez votre kit, et ajoutez vos indispensables à la fin !

Produits pour le visage
- Base (Primer)
- Fond de teint
- Correcteur
- Poudre fixatrice
- Blush
- Bronzer
- Enlumineur

Yeux
- Crayon / Gel sourcils
- Palette de fards à paupières
- Eyeliner
- Mascara
- Faux cils & colle
- Base paupières

Lèvres
- Crayon à lèvres
- Rouge à lèvres
- Gloss / Baume à lèvres

Outils & Pinceaux
- Pinceau / Éponge fond de teint
- Pinceau poudre
- Pinceau blush
- Pinceau estompeur
- Pinceau eyeliner
- Pinceau lèvres
- Recourbe-cils

Préparation de la peau
- Nettoyant
- Crème hydratante
- Crème solaire
- Tonique / Essence
- Crème contour des yeux

_____

_____

_____

_____

Mes produits préférés

« Cette page est juste pour vous ! Notez vos produits incontournables - ceux dont vous ne pouvez pas vous passer. Du fond de teint miracle à votre rouge à lèvres préféré, créez votre liste personnelle de trésors beauté. »

- Fond de teint que j'adore :

- Palette de fards indispensable :

- Rouge à lèvres de tous les jours :

- Mon enlumineur préféré :

- Pinceau / Outil essentiel :

_____

_____

_____

_____

_____

_____

_____

_____

_____

Mon journal personnel de maquillage

Un petit espace pour une réflexion finale.

Vous êtes arrivé(e) à la fin de ce cahier - mais en vérité, ce n'est que le début de votre parcours en tant que Makeup Artist.

Utilisez cette page pour capturer vos pensées, vos leçons et vos objectifs futurs :

- Ce que j'ai appris :

- Mes looks préférés :

- Mes prochains objectifs en tant que Makeup Artist :

« Chaque visage que vous maquillez est une nouvelle toile. Continuez d'apprendre, de créer et de briller. »

_____
_____
_____
_____
_____
_____
_____
_____

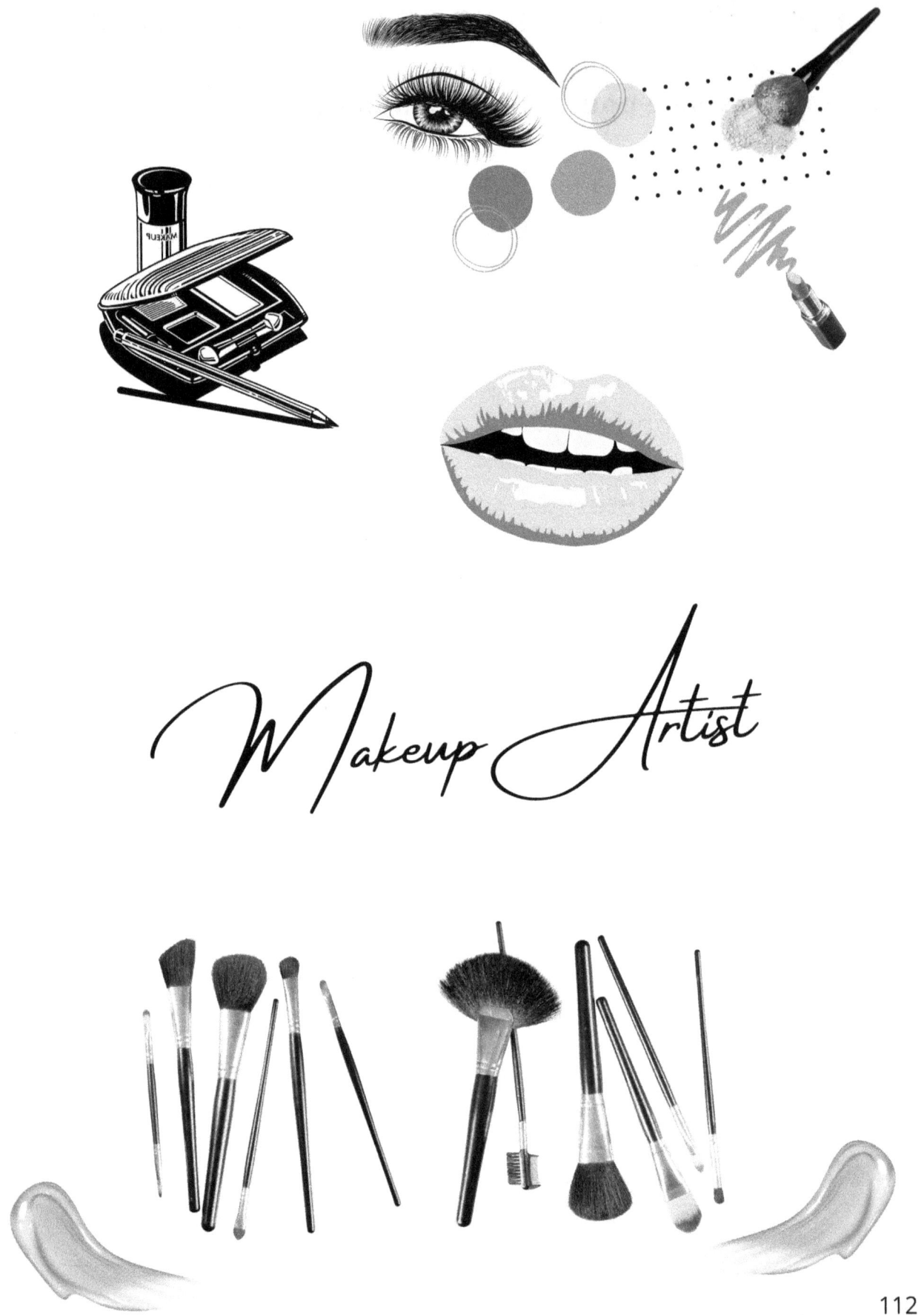

Félicitations !
Vous l'avez fait !

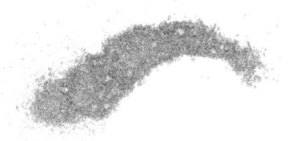
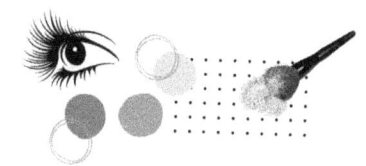

Félicitations, bel(le) artiste !

Vous êtes arrivé(e) aux dernières pages de ce cahier d'exercices, ce qui signifie que vous avez investi du temps, de l'énergie et de la créativité pour devenir la meilleure version de vous-même en tant qu'artiste. Que vous ayez commencé en tant que débutant(e) ou avec de l'expérience, chaque face chart remplie et chaque note écrite a été un pas en avant dans votre parcours.

Le maquillage est plus que des produits et des pinceaux. C'est de l'expression, de la pratique et de la passion. Chaque page complétée vous a rapproché(e) de la maîtrise de nouvelles techniques et de la découverte de votre style unique.

Souvenez-vous : la progression vient avec la constance. Continuez d'expérimenter, d'explorer et surtout de vous amuser avec votre art !

Nous aimerions avoir de vos nouvelles !

Vos retours comptent énormément pour nous. Si ce cahier vous a inspiré(e) ou aidé(e), prenez un moment pour partager votre avis. Cela nous encourage et aide d'autres passionné(e)s de maquillage à découvrir ce livre et à commencer leur propre parcours.

Racontez-nous comment ce livre a soutenu votre créativité - nous serions ravis d'entendre votre histoire !

Merci d'avoir fait partie de cette aventure créative.

Continuez à pratiquer, à briller et à explorer sans fin votre potentiel artistique !

Niky Jadesson

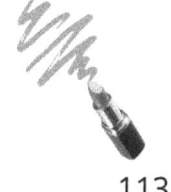

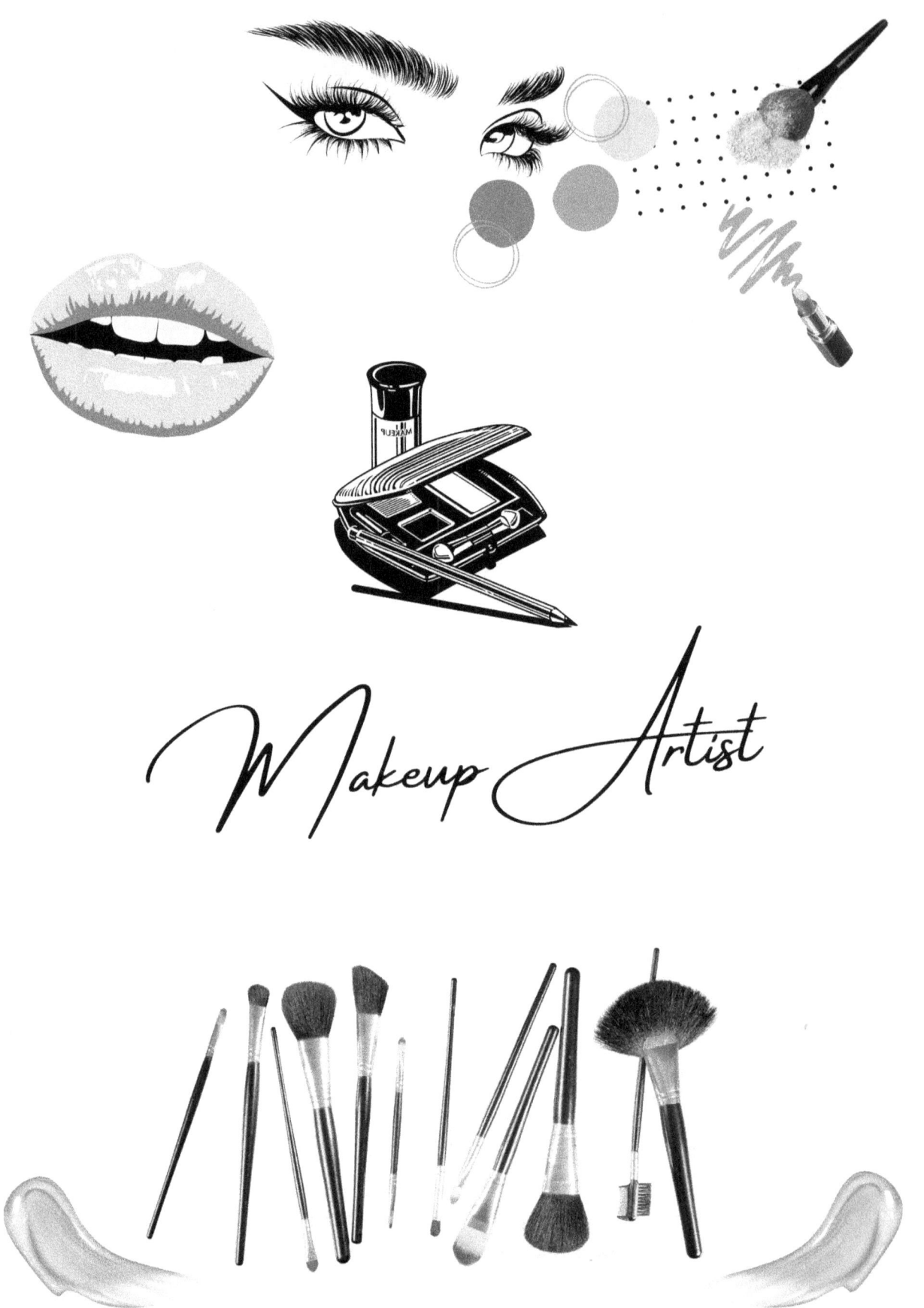

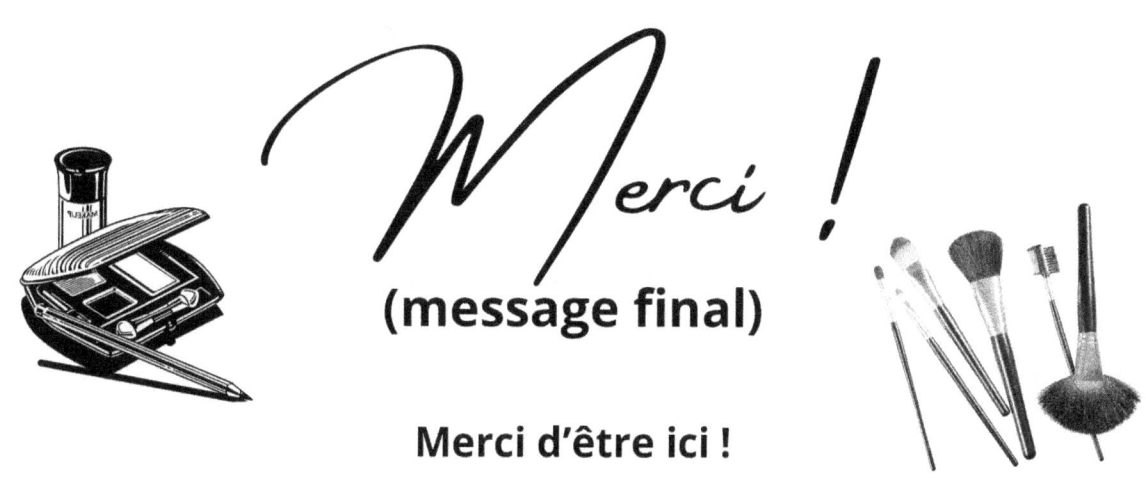

Merci !
(message final)

Merci d'être ici !

Nous espérons que vous avez apprécié ce cahier et que vous l'avez trouvé inspirant, pratique et agréable à utiliser.

Votre soutien compte énormément pour nous !
En tant que projet d'édition indépendante, chaque avis, chaque mot gentil ou suggestion nous aide à continuer de créer plus d'outils pour les futurs Makeup Artists comme vous.

Si vous souhaitez partager vos retours, suggestions ou simplement dire bonjour, nous serions ravis d'avoir de vos nouvelles : nikyjadesson@gmail.com

Vous pouvez aussi trouver plus de modèles et de variantes de ce cahier en cherchant **Niky Jadesson** sur votre plateforme de librairie préférée.

Merci encore d'avoir fait partie de ce parcours créatif !

*Que votre art continue de briller et d'évoluer
à travers chaque nouveau look !*

Niky Jadesson

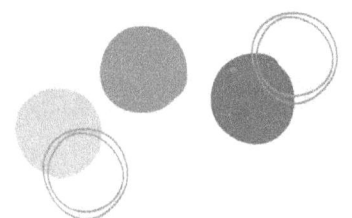 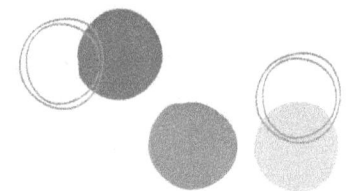

MERCI D'AVOIR CHOISI CE LIVRE !

Nous apprécions profondément le temps, les efforts et la passion que vous avez investis dans l'utilisation de ce cahier. Votre créativité est ce qui nous inspire à continuer de créer des ressources qui encouragent la croissance, la confiance et l'expression de soi.

Nous aimerions connaître vos impressions !

Si ce livre vous a été utile, votre avis compterait énormément - il aide d'autres passionné(e)s de maquillage à découvrir cette ressource et soutient notre mission de créer encore plus.

 **N'hésitez pas à nous contacter à :**
nikyjadesson@gmail.com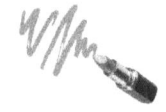

Envie d'explorer davantage ?

Vous pouvez trouver d'autres modèles et variantes en cherchant **Niky Jadesson Books** en ligne.

Merci encore - et surtout,
continuez de pratiquer,
de rayonner et de créer !

Niky Jadesson

À propos de l'auteur

Niky Jadesson est une auteure et designer créative, passionnée par l'idée de mêler éducation et imagination.

Animée par l'amour de l'art et de l'expression de soi, elle crée des livres qui aident les lecteurs à explorer leur créativité, développer de nouvelles compétences et apprécier le processus en chemin.

Son inspiration vient de la joie d'apprendre, de la beauté de la transformation et de l'étincelle de confiance que la pratique apporte.

Quand Niky n'écrit pas ou ne conçoit pas de nouveaux projets, elle aime passer du temps dans la nature, siroter du thé et imaginer de nouvelles façons de rendre l'apprentissage et la créativité plus amusants.

Sa mission est simple : inspirer et encourager chacun à s'exprimer, une page à la fois.

Vous pouvez découvrir plus de ses livres en cherchant « **Niky Jadesson Books** » en ligne.

Glossaire des termes de maquillage
(Équivalents en anglais entre parenthèses)

- **Base de maquillage (Primer)** - Produit qui lisse la peau et aide le maquillage à durer plus longtemps.
- **Fond de teint (Foundation)** - Produit qui unifie le teint et crée une base homogène.
- **Anticernes (Concealer)** - Utilisé pour camoufler les imperfections, cernes ou taches.
- **Poudre fixatrice (Setting Powder)** - Poudre appliquée pour fixer le fond de teint et réduire la brillance.
- **Fard à joues (Blush)** - Ajoute une touche de couleur naturelle aux pommettes.
- **Poudre bronzante (Bronzer)** - Réchauffe le teint et donne un effet ensoleillé.
- **Enlumineur (Highlighter)** - Apporte de la lumière sur les zones saillantes du visage (pommettes, arcades sourcilières, nez).
- **Contour (Contour)** - Teintes foncées utilisées pour sculpter et définir les traits du visage.

- **Crayon ou gel à sourcils (Brow Pencil/Gel)** - Produits pour remplir et définir les sourcils.
- **Fard à paupières (Eyeshadow)** - Poudre ou crème pigmentée appliquée sur les paupières pour ajouter couleur et profondeur.
- **Eyeliner (Eyeliner)** - Produit qui définit le regard avec un trait de crayon, liquide ou gel.
- **Mascara (Mascara)** - Allonge, épaissit et intensifie les cils.
- **Faux cils (False Lashes)** - Cils synthétiques ou naturels appliqués avec une colle spéciale pour un effet dramatique.
- **Base paupières (Eye Primer)** - Produit de base pour les paupières qui intensifie et prolonge la tenue du fard.

Glossaire des termes de maquillage
(Équivalents en anglais entre parenthèses)

- **Eyeliner ailé (Winged Eyeliner) -** Trait d'eyeliner étiré vers l'extérieur en forme d'aile pour un effet audacieux.
- **Smokey eye (Smokey Eye) -** Look aux paupières sombres et estompées qui crée de la profondeur et de l'intensité.
- **Crayon à lèvres (Lip Liner) -** Crayon utilisé pour tracer et définir le contour des lèvres.
- **Rouge à lèvres (Lipstick) -** Produit coloré qui apporte pigment et texture aux lèvres.
- **Gloss à lèvres (Lip Gloss) -** Produit brillant, parfois teinté, pour un fini lumineux.
- **Spray fixateur (Setting Spray) -** Brume appliquée après le maquillage pour tout fixer en place.
- **Estompage (Blending) -** Technique qui consiste à adoucir les transitions entre les couleurs pour un rendu homogène.
- **Cut crease (Cut Crease) -** Technique de fard à paupières qui accentue le creux de la paupière avec des teintes contrastées pour un effet dramatique.
- **Look naturel (Natural Look) -** Style de maquillage doux et subtil qui met en valeur les traits sans surcharge.
- **Glamour tapis rouge (Red Carpet Glam) -** Style audacieux et sophistiqué conçu pour les grandes occasions.

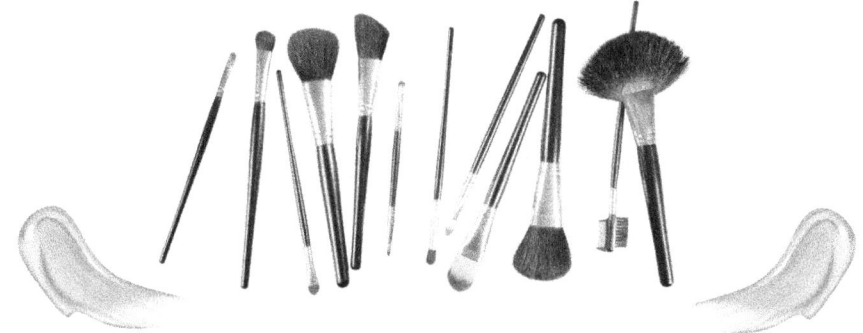

www.ingramcontent.com/pod-product-compliance
Lightning Source LLC
Chambersburg PA
CBHW081200020426
42333CB00020B/2578